비염혁명

조정식 지음

비염혁명

조정식 지음

건강다이제스트 社

책을 펴내면서

　주변에서 흔히들 말하는 사실이나 통상적으로 잘 알려져 있는 정보를 드리기 위해서 이 책을 쓰지는 않습니다.
　왜냐하면 남들은 대수롭지 않게 느낄 수도 있지만, 스스로는 너무도 힘든 알레르기성비염·비후성비염·만성부비동염을 앓고 계시는 분들에게 실제적인 도움을 주지 못하는 일반적인 얘기는 더 이상 큰 의미를 지닐 수 없기 때문입니다.
　알레르기성비염과 비후성비염, 축농중인 만성부비동염은 한 번 앓아본 사람만이 느낄 수 있는 참으로 힘든 고통입니다.

　정말 지겹습니다.
　내 코지만, 코를 어떻게 해 버렸으면 좋겠다는 생각이 들 정도로 지독하게 괴롭힙니다.
　알레르기성비염은 콧물, 코막힘, 재채기가 너무도 고통스럽습니다. 물론 더 심해지면 가렵습니다. 너무너무 가렵습니다. 눈도 가렵고, 코도 가렵고, 목 안도 가렵습니다.

누군가는 얘기합니다. "정말이지, 후벼 파고 싶은 심정이 들 정도로 미치겠다."고.

그러나 이 괴로움을 누가 알리오.

주변 사람들은 결코 알지 못합니다. 오직 알레르기성비염을 겪어 본 사람만 그 괴로움을 압니다.

정말 갑갑합니다.

코로 숨을 쉬어야 하지만 '코로 숨을 쉬어 본 지가 과연 언제던가?' 라는 생각이 들 정도로 지독하게 갑갑합니다. 비후성비염은 코막힘으로 너무도 고통스럽습니다.

물론 더 심해지면 이제는 코로 숨 쉬는 것은 불가능합니다. 입을 벌립니다. 그것도 한계입니다.

누군가는 얘기합니다. "정말이지, 숨은 코로 쉬어야 하는데, 이거 입으로 쉬니까 입도 마르고, 입안과 목안이 컬컬하니…부어서 감기도 자주 걸린다."고.

그러나 이 괴로움을 누가 알리오.

주변 사람들은 결코 알지 못합니다. 오직 비후성비염을 겪어 본 사람만 그 괴로움을 압니다.

정말 답답합니다.

공부를 하는데 공부가 되지 않습니다. '돌아서면 까먹고, 돌아서면 까먹는 나는 도대체 기억력이 없는 것일까?' 라는 의심이 들 정도로 멍합니다.

축농증인 만성부비동염은 머리가 늘 아프고, 멍해서 너무도 고통스럽습니다. 물론 더 심해지면 기억하려고 해도 기억이 되지 않습니다. 머릿속은 늘 짙은 안개가 자욱합니다.

누군가는 얘기합니다. "정말이지, 뿌연 머릿속을 확 한 번 청소를 해 버렸으면 좋겠다."고.

그러나 이 괴로움을 누가 알리오.

주변 사람들은 결코 알지 못합니다. 오직 축농증인 만성부비동염을 겪어 본 사람만 그 괴로움을 압니다.

알레르기성비염과 비후성비염, 축농증인 만성부비동염에 대한 기존 이론의 옳음과 그름, 새로운 이론의 옳음과 그름 등은 치료율로써 모든 것이 결론이 날 듯합니다.

기존 주장을 되풀이하고 싶지는 않습니다.

새로운 주장이 옳다고만도 하지 않겠습니다.

인간의 몸과 마음이 아닌, 다른 주체를 두고 하는 얘기는 아니기 때문입니다.

인간의 몸과 마음은 참으로 복잡합니다.

그러면서 동시에 인간의 몸과 마음은 참으로 단순합니다.

아이러니합니다.

"알레르기성비염이 낫습니까?

주변에서는 알레르기성비염은 낫지 않으므로, 그냥 심해지면 증상을 잠깐 완화시키고 그렇지 않으면 어쩔 수 없는 병이라고 하던데요."

"비후성비염이 낫습니까?

주변에서는 쿵쿵거리면서 심하면 콧물을 빼거나 그렇게 지내다가, 심하지 않으면 갑갑하지만 어쩔 수 없이 지내야 한다고 하던데요."

"축농증이 낫습니까?

주변에서는 머리 아프고 멍~하면서 심해지면 염증을 없애는 약물을 복용하지만, 다시금 재발이 많다고 하면서 그냥 그렇게 지내야 한다고 하던데요."

이렇게 말씀하시는 분들의 심정은 "낫습니까? 낫는다면 낫고 싶습니다."라는 몇 마디의 말로 축약될 수 있을 것입니다.

"낫습니까?"라고 여쭤보시면

"낫습니다."라고 100% 확신에 차 자신 있게 말씀드릴 수 있는 그날을 향해서 하루하루 묵묵히 연구에 매진합니다.

더불어 알레르기성비염, 비후성비염, 만성부비동염 환자들의 괴로운 나날을 하루라도 빨리 치료해 드리고 싶은 열정을 안고 오늘도 살아갑니다.

동무 이제마 선생과 양평군 허준 선생을 흠모하는

산음출신의 산음동양 조정식

차례

책을 펴내면서 • 4

prologue
알레르기성비염, 비후성비염, 만성부비동염은 '내 몸의 반란'

01 | 이제는 생각을 바꾸어야 할 때! • 14
02 | 한의학의 재해석을 통해 '비염혁명'을 꿈꾸다! • 16

 ## 알면 알수록 놀라운 생명의 신비

01 | 생명이란 흐름이다 • 22
02 | 건강이란 정·기·신이 균형을 이룬 상태 • 25
03 | 질병이란 몸과 마음의 불균형 상태 • 28
04 | 한의학은 정말 고루한 과거의 유물일까? • 33

 ## 지긋지긋한 알레르기

01 | 알레르기란 내 몸의 반란 • 40
02 | 알레르기의 정의 • 42
03 | 알레르기의 어원과 역사 • 43
04 | 알레르기의 생물학적 개념 • 45
05 | 알레르기의 분류 • 47
06 | 알레르기는 면역 시스템의 오류다 • 48
07 | 알레르기의 발생 원인은 우리 몸에 있다 • 51

08 | 알레르기의 발생기전 • 53
09 | 알레르기의 종류 • 57
10 | 알레르기질환의 증가요인과 심각성 • 59
11 | 알레르기와 면역 • 62
12 | 알레르기와 면역 불균형 • 64
13 | 알레르기와 체질 어떤 관계 있을까? • 66
14 | 알레르기의 치료에는 새로운 인체관이 필요하다 • 69
15 | 알레르기의 관리 • 71
16 | 알레르기 환자에 대한 당부 • 73

알레르기성비염, 비후성비염, 만성부비동염의 코질환 3인방

01 | 알레르기성비염 치료에서 예방까지~ • 76
02 | 비후성비염 정체가 뭘까? • 100
03 | 축농증(만성부비동염) 이기기 전략 • 106

차례

 **알레르기성비염, 비후성비염,
만성부비동염 다스리는
'삼초마그마'의 비밀**

01 | 비염이 낫지 않는다고 믿는 건 편견일 뿐! • 116
02 | 비염을 치료하는 원리 "뭘까?" • 118
03 | 한열을 알면 비염을 고칠 수 있다 • 120
04 | 삼초를 알면 비염을 고칠 수 있다 • 125
05 | 마그마를 알면 비염을 고칠 수 있다 • 132
06 | 지구의 생명 현상을 알면 비염을 고칠 수 있다 • 139
07 | 삼초와 마그마, 비교 분석표 • 153
08 | 비염 치료의 열쇠 쥔 삼초마그마의 신비한 원리 • 157
09 | 비염을 낫게 하는 요법 '삼초마그마요법'으로 명명하다 • 160

 **알레르기성비염, 비후성비염,
만성부비동염 치료하는
'삼초마그마'의 열쇠**

01 | 알레르기성비염, 비후성비염, 만성부비동염은
     치료될 수 있다 • 166
02 | 알레르기성비염을 치료하는 '삼초마그마 알비요법' • 170
03 | 비후성비염을 치료하는 '삼초마그마 비비요법' • 172
04 | 축농증을 치료하는 '삼초마그마 축비요법' • 174
05 | 삼초마그마 알비요법·비비요법·축비요법
     임상에서 나타난 효능·효과 • 176
06 | 삼초마그마 알비요법·비비요법·축비요법의
     임상 이야기 • 182

chapter 06 | 한의학으로 보는 인간의 정체성

01 | 생명이란 무엇인가? • 188
02 | 몸과 마음의 차이 • 191
03 | 한의학에서 보는 스트레스 • 193
04 | '네 탓'이라는 마음으로는 건강한 몸을 가질 수 없다 • 196
05 | 질병은 누구의 탓인가? • 198
06 | 생리란 무엇인가? • 200
07 | 생리와 병리의 기준 아날로그냐? 디지털이냐? • 202
08 | 항상성과 디지털, 아날로그 • 204
09 | 건강과 질병의 절대성과 상대성 • 206
10 | 건강의 척도인 균형은 상대적이다 • 208
11 | 한의학의 진단 • 210
12 | 한의학 진단의 메커니즘 • 212
13 | 동양과 서양이 다름을 인정할 때 생존의 법칙이 있다 • 214
14 | 증상에 매달리면 제대로 치료할 수 없다 • 216

epilogue
'내 몸의 반란'을 잠재우다! • 219

우리는 이제 알레르기성비염, 비후성비염, 만성부비동염에 대한 관점을 바꾸어야 한다. 이들 질환은 내 몸이 일으킨 반란이며, 결코 무력으로 이길 수는 없는 것이다.

prologue

알레르기성비염, 비후성비염, 만성부비동염은
'내 몸의 반란'

01
이제는 생각을 바꾸어야 할 때!

결론부터 말하자면 알레르기성비염, 비후성비염, 만성부비동염은 '내 몸의 반란' 이다. 일부의 비염과 일부의 축농증은 외부의 시기인 외사 즉, 세균·바이러스·진균 등에 의해서 발생하기도 한다.

그러나 대부분의 만성질환, 특히 독한 항생제나 진균제, 소염제 등으로도 낫지 않는 대부분의 질환이 내부 문제인 것처럼 만성화된 알레르기성비염, 비후성비염, 만성부비동염 등은 내부의 문제다. 내 몸이 반란을 일으킨 것이다. 즉, 외부의 문제가 아니라, 내 스스로의 몸이 내부의 문제를 일으킨 것이다.

알레르기성비염, 비후성비염, 만성부비동염은 '내 몸의 반란' 이다. 이 반란을 진압하기 위해서는 '항생제, 소염제, 항바이러스제, 항진균제' 등의 강압적인 무력이 필요한 것이 아니라, 내 몸이 반란을 일으킨 원인인 민심을 이해하고 이를 설득하여서 스스로 조절할 수 있도록 해

주어야 한다. 그렇게 해야만 이 '반란'은 진압될 수 있다. 그래야만 알레르기성비염, 비후성비염, 만성부비동염은 나을 수 있는 것이다. 즉, 알레르기성비염·비후성비염·만성부비동염은 결코 무력으로 이길 수 있는 반란이 아니다. 내 몸과 마음이 편안하게 먹고 입고 잘 수 있는 생존을 보장하면 그 반란은 스스로 잦아든다.

우리는 이제부터 알레르기성비염, 비후성비염, 만성부비동염에 대한 관점을 바꾸어야 한다. 알레르기성비염·비후성비염·만성부비동염은 내 몸이 일으키는 반란이며, 그 반란의 원인은 허열이다. 이런 허열을, 무력을 사용해야만 하는 실열처럼 다루어서는 안 된다. 허열을 일으키는 민심을 이해하고 잘 다루어서 스스로 잦아들게 해 주어야 한다. 그래야 낫는다.

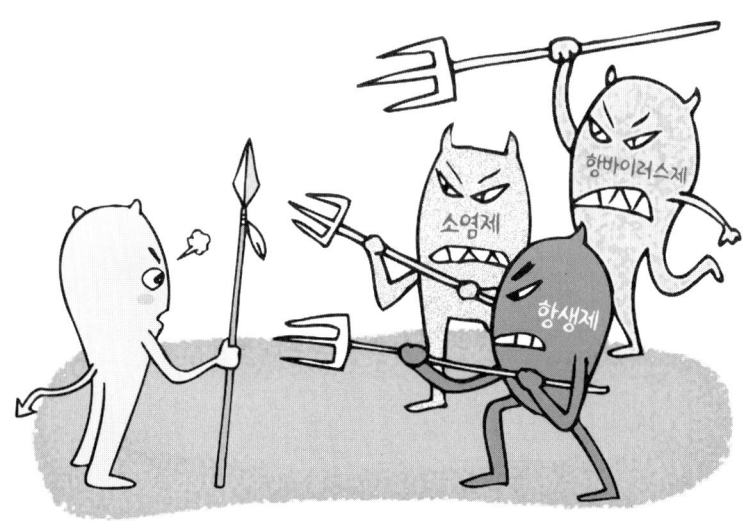

02

한의학의 재해석을 통해 '비염혁명'을 꿈꾸다!

　인간의 삶은 끊임없이 변화하여 간다. 그러한 인간의 삶 속에 놓여진 모든 학문도 변화의 흐름 속에 맡겨질 수밖에 있다.

　한의학이라는 학문도 어쩔 수 없는 인간의 모습을 연구하는 학문이다 보니 변할 수밖에 없는 것이다. 최근 한의학이 새롭게 각광받고 있는 측면도 있지만 아직은 현대를 살아가는 많은 이들의 의식 속에서 고루한 학문으로 인식되는 것 같다.

　그 이유 중의 하나가 한의학에서 사용하고 있는 언어가 쉽게 와 닿지 않는다는 것이다. 언어의 어려움이 한의학에 대한 일반인들의 이해를 높이는 데 커다란 장벽이 되고 있다.

　학문은 변화한다. 우주의 진리는 변화하지 않는다. 하지만 우주의 진리를 설명한 많은 책들을 읽는 이들은 현재를 살아가는 사람들이다.

　현재를 살아가는 사람들이 읽고 이해할 수 없는 학문은 고루할 수밖에 없다. 그래서 한의학이 고루하게 여겨진다. 이러한 잘못된 인식을 바꾸기 위해서는 지금의 시대에 맞게끔 재해석되어야 한다.

'한의학의 과학화'라는 용어는 처음부터 어불성설이다. 과학화라고 하는 것은 과학적이지 않은 것을 어떠한 잣대를 대어서 일정하게 설명하는 것을 의미한다.

인간의 몸과 마음을 다루면서 과학적이지 않은 학문이 어떻게 수천 년의 세월을 흘러오면서 인간의 건강을 지켜왔겠는가?

한의학은 인간의 몸과 마음을 다루고, 우주의 진리를 담고자 하는 과학이다. 하지만 현대의 과학적 용어와 일치하지 않는 부분들이 많아서 비과학적인 학문으로 치부된 것에 지나지 않는다.

그래서 한의학도 인간 삶의 학문으로서, 이제는 현대적인 용어에 적합하도록 재해석되어야 한다는 것이다.

옛 글들을 현대문으로 바꾸는 작업이 이루어지고, 많은 이들이 그러한 글을 읽고 이해하듯이, 한의학도 단지 현대문으로 바꾸는 작업이 필요한 것이다. 이것은 과학화와는 무관한 것이다. 우리가 해석할 수 없는 어려운 한자로 적혀진 고전문을 새롭게 현대문으로 바꾸는 작업을 과학화라고는 하지 않는 것과 견주어 보면 쉽게 이해될 것이다.

즉, '한의학의 과학화'가 아니라 지금의 일반인들이 이해할 수 있는 언어로의 '한의학의 재해석화'가 이루어져야 한다는 것이다.

인간의 본질은 수천 년 동안 변질된 것이 거의 없다. 단지 환경이 바뀌고, 그 환경에 적응하기 위하여 인간 나름의 생리 및 병리 기전을 조금씩 변화시킨 것에 불과하다.

오늘날에도 한의학이 우수성을 발휘하는 이유는 인간 생명의 본질에 대한 접근으로 이루어진 학문이 한의학이고, 오랜 시간의 경험을 통하여 검증되어진 학문이 한의학이기에 가능한 것이다.

한의학은 인간의 현상 및 본질에 대한 탐구로 이루어진 학문이다. 단지, 현대인들이 이해할 수 없는 언어로 이루어져 있어 이해하기 쉽지 않다는 것이 한계였지만, 인간의 몸과 마음의 본질적인 탐구로 이루어진 학문이기에 무궁무진한 얘기를 담고 있다.

필자는 이렇게 인간의 몸과 마음에 대한 근원적인 물음과 의문점을 새롭게 재해석되어지는 한의학을 통하여 조금씩 알게 되었으며, 그러한 과정 속에서 알레르기질환에 대한 연구를 진행하였다. 필자는 이 책에서 코질환 중 알레르기성비염, 비후성비염, 만성부비동염에 관해서 언급할 것이다.

또 다음 기회에는 알레르기질환 전반에 관한 얘기들, 특히 아토피 피부염 등에 관한 얘기들이 언급될 기회가 있을 것이다.

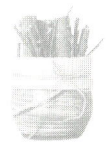

오늘날에도 한의학이 우수성을 발휘하는 이유는
인간 생명의 본질에 대한 접근으로 이루어진 학문이
한의학이고, 오랜 시간의 경험을 통하여
검증되어진 학문이 한의학이기에 가능한 것이다.

생명의 본질은 '흐름'이다. "흐름을 지닌 존재는 생명이며, 흐름이 멈춘 존재는 생명이 아니다."라는 결론에 도달하였다.

01

알면 알수록 놀라운
생명의 신비

01

생명이란
흐름이다

생명! 참으로 많은 고민을 해 보게끔 하는 주제다.

생명은 모든 생물에 공통적으로 존재하는 속성으로 생물이 살아서 숨 쉬고 활동할 수 있는 힘이라고 한다.

생명이라는 단어는 누구나 느낄 수 있는 그 무엇이지만, "생명은 무엇이다."라고 정확하게 정의내리기가 어렵다. 지금까지 내려진 생명에 관한 정의를 몇 가지 살펴보자.

생물학의 발달과 더불어 생물의 특성으로 열거되어 온 것은 유기물질을 바탕으로 구성된 생체유기물질生體有機物質의 생산, 하나의 세포로부터 시작되는 성장·구성·조절성·자극반응성·물질대사·증식 등 여러 가지가 있다고 한다. 또한 이들 중 한 가지 또는 몇 가지를 가지고 새롭게 생명을 정의해 보려는 시도가 있었다고 한다.

F. 엥겔스는 "생명이란 단백질의 존재양식이다."라고 정의하였다.

생물체 내에서 일어나는 모든 물질대사는 효소라는 단백질이 주체가 되는 사실을 암시하는 것으로, 물질대사가 생물체의 끊임없는 물질의 출입과 변화, 그리고 이에 수반되는 에너지의 전환 및 출입을 경험하면서 일정한 평형을 유지하고 있는 점에 연관해서 주장했다고 한다.

1940년대에 이르러 핵산의 중요성이 인식되기 시작하면서 단백질 또는 물질대사만으로 생명을 정의한다는 것은 불충분하다는 의견이 유력하게 되었고, 핵산 중에서도 DNA는 유전자의 본체여서 증식의 기초가 되는 물질이므로 물질대사보다는 오히려 증식이 생명의 기본적 특성이라고도 볼 수 있게 되었다고 한다.

또 다른 측면에서는 거의 모든 생물체의 현상에 피드백feedback조절이 기본적인 역할을 하고 있는 점으로 미루어 "생명이란 제어制御, 바로 그것이다."라는 정의가 제안되기도 하였다.

이렇게 보면 생명의 본질은 "물질대사를 기본으로 증식하는 자기 제어 피드백 시스템을 갖춘 것"이라고 정의내릴 수도 있을 것 같다.

그러나 필자는 이 정의에 동의하면서도 다른 한편에서는 부족함을 느꼈다. 생명… 살다, 살아있다, 살아가다….

과연 생명이란 무엇일까?

필자가 내린 결론은 흐름이다. 생명의 본질은 '흐름'이다. "흐름을 지닌 존재는 생명이며, 흐름이 멈춘 존재는 생명이 아니다."라는 결론에 도달하였다.

왜 필자가 흐름이라는 주제 속에서 생명의 본질을 찾으려고 했을까? 생명을 다른 부분까지 확장하고 싶었기 때문이다.

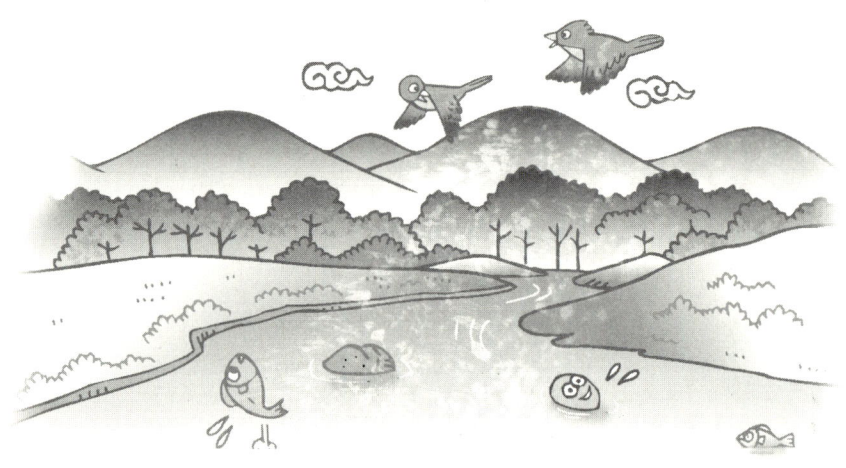

    스스로 '물질대사를 기본으로 증식하는 자기 제어 피드백 시스템을 갖춘 것을 생명으로 간주한다면, 그 생명체가 생명을 유지하도록 해주는 주변의 것들은 생명이 아닐까? 아니면 그것들도 생명으로 볼 수 있을까?' 하는 의문을 품었다.

    그렇게 내려진 결론은 생명체는 당연히 생명이며, 그 생명체를 유지시키는 주변의 것들도 생명이라는 것이다. 그래서 물도 생명이다. 물은 무생물이지만 물이 흘러 생명을 잉태하고, 물이 멈춰 생명을 위협하는 것을 보면 알 수 있을 것이다.

    흐름은 생명을 잉태하지만, 멈춤은 생명을 위협한다.

02

건강이란
정·기·신이
균형을 이룬 상태

건강?

때로는 쉽게 생각하기도, 때로는 너무도 소중하게 느껴지기도 하는 것이 건강이다. 그러면서도 누구에게나 당연시 되는 것, 그것이 건강이다. 하지만 건강을 유지하기가 쉽지 않다.

건강이라 함은 신체적·정신적·사회적으로 완전히 안녕한 상태에 놓여 있는 것으로 인식하고 있다. 세계보건기구WHO의 헌장은 "건강이란 질병이 없거나 허약하지 않은 것만 말하는 것이 아니라 신체적·정신적·사회적으로 완전히 안녕한 상태에 놓여 있는 것"이라고 정의하고 있다. 이는 사람은 인종·종교·정치·경제·사회의 상태와는 무관하게 건강을 누릴 권리가 있다는 것을 명시한 것이라고 할 수 있다.

과거에는 건강에 대해 단지 육체적·정신적으로 질병이나 이상이 없고, 개인적으로 정상적인 생활을 영위할 수 있는 신체 상태를 말하

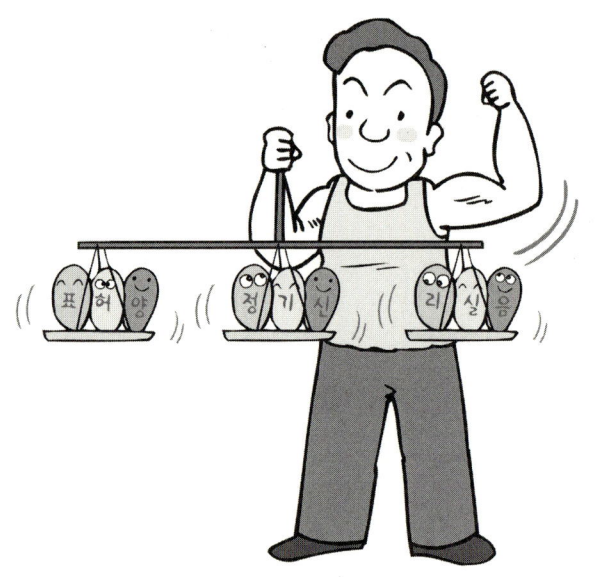

였다. 그러나 오늘날에는 개인이 사회생활에 의존하는 경향이 점점 증가함에 따라 사회가 각 개인의 건강에 기대하는 것도 많아지고 있다. 그래서 건강에 대한 정의에서도 개인적인 건강 이외에도 사회적인 건강도 같이 고려하게 되었다.

    건강을 구체적인 요소로 살펴보면, 육체적인 요소와 기능적 요소, 정신적 요소로 구분하여 평가할 수 있다. 육체적인 형태적 요소에는 신장·체중과 같은 외형적 계측값이나 내장의 여러 기관 등이 있으며, 기능적 요소에는 여러 기관의 생리기능이나 종합적인 체력 등이 포함되기도 한다.

건강에 대한 이러한 정의에 대해서 일정부분은 인정할 수 없다. 건강의 정의를 보면 '질병이나 이상이 없는 정상적인 상태' 라고 하는데, '그러면 질병은 무엇일까?' 라는 질문을 던져보면 '건강하지 않은 비정상적인 상태' 라고 할 수밖에 없는 동일 용어 사용의 모순을 범하고 있다. 이렇게 동일 용어 반복 사용으로는 건강을 정확하게 정의내릴 수가 없다.

그럼, 새롭게 한의학적 패러다임으로 건강에 대한 정의를 내려보자. "건강이란 공간적, 시간적, 인간적 정·기·신의 균형을 유지하는 상태"라고 할 수 있다.

공간적인 정은 구조적 측면을 얘기하며, 시간적인 기는 기능적 측면을 얘기하며, 인간적인 신은 정신적 측면을 얘기한다. 그러한 구조적, 기능적, 정신적 균형을 유지하고 있는 상태를 건강으로 본다는 의미다.

결론적으로 말해 "건강이란 구조적, 기능적, 정신적 균형을 유지하고 있는 상태"라고 정의 내려야 할 것 같다.

03

질병이란 몸과 마음의 불균형 상태

질병이란?

과연 어떠한 상태를 질병으로 규정지을 수 있을까? 질병의 상태가 따로 있을까? 있다면 어느 정도의 범위일까?

질병의 상태는 참으로 다양하다. 만약 '질병은 건강하지 않은 상태' 라고 정의 내린다면 어떨까?

그럼, 건강은 뭐냐고 물어본다면, '질병이 없는 상태?' 이렇게 순환론적 모순에 빠져서는 정의를 내릴 수가 없다.

앞에서도 언급했듯이, 건강이란 '몸과 마음의 균형상태' 라고 정의를 한다면, 질병은 '몸과 마음의 불균형 상태' 라고 정의 내릴 수 있을 것이다. 이를 조금 더 구체적으로 살펴보도록 하자.

질병이란 심신의 전체 또는 일부가 일차적 또는 계속적으로 장애를 일으켜서 정상적인 기능을 할 수 없는 상태다. 질병은 크게 감염성질환과 비감염성질환으로 나눌 수 있다. 감염성질환은 바이러스·세균·곰팡이·기생충과 같이 질병을 일으키는 병원체가 동물이나 인간에게 전파·침입하여 질환을 일으킨다. 이에 비해서 비감염성질환은 고혈압이나 당뇨와 같이 병원체 없이 일어나는 질환이다.

한의학이든 양의학이든 질병을 분류할 때는 질병의 원인에 따라 분류한다. 한의학에서는 질병을 크게 내인, 외인, 불내외인으로 구분한다. 양의학에서는 질병을 크게 감염성질환과 비감염성질환으로 구분한다.

한의학과 양의학의 질병분류를 비교하자면, 비감염성질환은 내인과 불내외인에 해당한다. 이에 비해서 감염성질환은 외인에 해당한다.

비감염성질환으로 인식되는 내인과 불내외인은 '내 탓' 과 '네 탓' 도 아닌 '제3자의 탓' 이다.

먼저 '내 탓' 인 내인에는 먹을거리의 잘못된 섭취로 인한 '음식', 입을거리·잘거리의 잘못된 생활로 인한 '기거', 생각거리의 잘못된 양상으로 인한 '칠정' 이 있다.

이에 대해서 양의학에서는 비감염성질환으로 분류를 하고 다양한 의견을 개진하고 있다. 대표적 성인질환인 고혈압이나 당뇨와 같이 비감염성질환은 병원체 없이 일어날 수 있으며, 대부분 발현기간이 길어 만성적 경과를 밟는 경우가 많다.

감염성질환보다 비감염성질환의 중요성이 더욱 커지고 있는 이유는 항생제의 발견으로 감염성질환의 치료가 쉬워진 반면에 감염체가 발견되지 않는 비감염성질환의 경우에는 치료가 쉽지 않기 때문이다. 또 인구 구조의 변화로 노인인구가 증가함에 따라 비감염성질환의 증가율이 높아지고 있는 것도 이유 중 하나다.

비감염성질환의 원인은 명확히 밝혀지지 않은 경우가 많으며, 여러 가지 위험인자가 복합적으로 질환을 유발시키는 데 관여하는 것으로 알려져 있다.

예전에는 감염성질환에만 집중적으로 초점을 맞추었던 양의학의 입장에서는 오히려 비감염성질환에 대한 관심이 부각되는 상황으로 가고 있다. 이는 감염을 일으키는 외사에 의한 질병은 어느 정도 치료 가능성이 높아졌지만, 특별한 외사에 의한 감염이 아님에도 불구하고 질병이 오랫동안 지속되고 더 큰 문제를 일으키고 있음에 대한 인식과 반성으로부터 비롯된다.

예를 들어 폐암의 경우 대표적인 위험인자와 질병과의 관련성에 관한 연구로 흡연과의 관련성이 입증됐다든지, 고혈압의 경우 대표적 위험인자로 짜게 먹는 식습관을 꼽는다든지 하는 형태로 변하고 있다.

이는 감염성질병의 경우에는 치료에 비중을 둔 반면에, 비감염성질병의 경우에는 생활방식의 변화 등 위험인자를 제거하면서 질병을 예방·관리하는 측면으로 방향이 선회하고 있음을 보여준다. 즉, 과거에는 질병에 대한 관리를 질병이 발생한 후 치료하는 데 그쳤으나, 이제는 질병이 발생하기 전 환경개선과 운동 등으로 육체의 저항성 강화를 강조하고 있는 것이다.

그러나 한의학에서는 '내 탓'인 내인에서 이미 식습관·의습관·주습관·정신습관 등을 중요한 질병 발생의 대표적 위험인자로 인식하고 이에 대한 체계적인 연구가 이루어져 있다.

그럼, '네 탓'인 외인에는 어떠한 것이 있을까?

외인에는 풍風·한寒·서暑·습濕·조燥·화火의 육사六邪가 있다.

여섯 가지의 육사에 대해서 바람, 추위, 더위, 눅눅함, 마름, 뜨거움 등으로 표현하는 경우가 많은데, 이는 외사에 대한 잘못된 이해에서 비롯된 것이다. 외사는 감염성질환을 일으키는 감염체를 의미하는 것이다. 이에 대해서는 차후에 다시금 언급할 기회가 있을 것이다. 결론적으로 '네 탓'인 외인에는 감염체의 특성에 따른 풍·한·서·습·조·화가 있다.

이에 대해서 양의학에서도 감염성질환으로 분류하고 감염성질환에 대한 연구가 꾸준히 이루어지고 있다. 감염성질환은 바이러스·세균·곰팡이·기생충과 같이 질병을 일으키는 병원체와, 병원체가 증식하고 생활하는 장소인 병원소가 있다. 감염성질환은 병원소에서 탈출한 병원체가 동물이나 인간에게 전파·침입하여 질환을 일으킨다고 정의한다.

그런데 최근들어 양의학의 입장에 변화가 감지되고 있다. 감염성질환에서도 그 질환을 일으키는 병원체가 명확하고 중요하나, 병원체가 인간이나 동물인 숙주에 접촉하여도 모두 질환을 일으키는 것은 아니라는 사실을 인식하게 됨으로써, 병원체에 대한 인간의 저항력 정도가 질병에 이환되는 데 또 하나의 중요한 요소가 된다는 사실을 알게 되었다. 여기서 면역의 중요성이 부각되었다.

즉, 비록 외인의 병원체인 외사가 질병을 일으키는 원인이 된다 하더라도 병원소를 제공하는 인간의 몸과 마음의 건강상태에 따라서 충분히 질병을 일으키지 않는 건강한 상태를 유지할 수 있다는 것이다.

이는 비록 여러 가지 원인에 의해서 질병이 발생한다 하더라도, 궁극적인 질병의 원인은 인간의 몸과 마음의 상태라는 한의학적 질병관과 맞물려 있다.

양의학에서는 감염성질환 중 세균에 의한 질환은 항생제의 발달로 대부분 치료가 가능해졌으나, 바이러스성질환에 대한 항바이러스제의 개발에는 아직 해결해야 할 과제가 남아 있다.

이에 비해 한의학에서는 풍한서습조화의 외사에 대한 특성, 예방 및 치료법에 대한 연구가 많이 이루어져 있다. 특히 한사에 의한 질환뿐 아니라 풍사, 습사 등에 대한 연구가 많이 이루어져 한의학이 새롭게 재해석된다면 아마도 인류는 무궁무신한 혜택을 받게 될 것이다.

04

한의학은 정말 고루한 과거의 유물일까?

논어論語에 "溫故而知新可以爲師矣"라는 말씀이 있다. "옛 것을 알고 새 것을 알면 스승이 될 수 있다."라는 뜻이다.

이는 여러 가지 의미로 해석될 수 있겠지만 "역사를 더 잘 알면 앞날을 더 멀리 내다볼 수 있다."는 의미로도 이해할 수 있을 것이다.

과거를 반성하고 잘잘못을 따져 옳은 것은 계승하고, 그른 것은 고쳐야 내일 더 나은 역사를 이루어낼 수 있다.

하지만 세상은 흔히 지난 역사나 유물을 고리타분한 것으로 치부하고 외면하는 경향이 있다. 물론 역사나 유물이라고 해서 모두 현시대에 의미가 있는 것은 아니다. 하지만 '역사나 유물, 과거의 것들은 모두 현시대에 의미가 없다.'라고 생각하는 것도 좋지 않은 생각이다.

흔히들 '한의학은 고루한 과거의 산물'이라고 생각한다. 하지만 정작 한의학의 참된 의미를 생각해 보았는지 우리 사회에 진지하게 묻고 싶다.

한의학과 양의학의 차이점에 대해서 세상 사람들은 여러 가지 측면에서 얘기한다.

한의학은 전통적이고, 양의학은 현대적이다.
한의학은 고리타분하고, 양의학은 세련되다.
한의학은 자연적이고, 양의학은 인공적이다.
한의학은 미신적이고, 양의학은 과학적이다.
한의학은 감성적이고, 양의학은 이성적이다.

이러한 견해는 일면 옳은 측면도 있지만, 한의학과 양의학의 차이점을 핵심적으로 지적하지는 못하고 있다. 그러면 이에 대해서 하나씩 반론을 펼쳐 보도록 하자.

한의학은 전통적이고, 양의학은 현대적이다?

"전통적인 삶의 방식이 옳은가, 현대적인 삶의 방식이 옳은가?" 라고 묻는다면 우리의 대답은 쉽지 않다. 전통적인 방식을 좋아하는 이도 있을 것이며, 현대적인 방식을 좋아하는 이도 있을 테니까. 즉, '전통적이다, 현대적이다' 라는 의미는 옳고 그름의 문제가 아니라, 좋고 싫음의 문제임을 인식하여야 한다.

한의학은 고리타분하고, 양의학은 세련되다?

"고리타분한 한옥이 옳은가, 세련된 양옥이 옳은가?" 라고 묻는다면 우리의 대답은 쉽지 않다. 햇살이 은은하게 비치는 한옥을 좋아하는 이도 있을 것이며, 깔끔하고 편리한 양옥을 좋아하는 이도 있을 테니까. 즉, '고리타분하다, 세련되다' 라는 의미는 옳고 그름의 문제가 아니라, 좋고 싫음의 문제임을 인식하여야 한다.

한의학은 자연적이고, 양의학은 인공적이다?

"인공이 가미되지 않은 천연이 옳은가, 자연이 가미되지 않은 합성이 옳은가?" 라고 묻는다면 우리의 대답은 쉽지 않다. 천연조미료는 은근해서 좋다고 하는 이도 있을 것이며, 인공조미료는 화끈해서 좋다고 하는 이도 있을 테니까. 즉, '자연적이다, 인공적이다' 라는 의미는 옳고 그름의 문제가 아니라, 좋고 싫음의 문제임을 인식하여야 한다.

한의학은 미신적이고, 양의학은 과학적이다?

"내가 믿지 않는 존재를 믿는 것은 미신이니 옳지 않으며, 내가 믿는 존재를 믿는 것은 과학이니 옳은가?" 라고 묻는다면 우리의 대답은 쉽지 않다. 우리는 믿고 싶은 것만을 믿을 뿐이다. 즉, '미신적이다, 과학적이다' 라는 의미는 옳고 그름의 문제가 아니라, 믿고 싶은 것을 믿고 과학적이라고 생각하며, 믿고 싶지 않은 것을 믿지 않고 미신적이라고 생각하는 것에 지나지 않음을 인식하여야 한다. 한의학이 얼마나 과학적인지에 대해서는 차후에 따로 언급할 예정이다.

한의학은 감성적이고, 양의학은 이성적이다?

"눈물짓는 감성이 옳은가, 의지 강한 이성이 옳은가?" 라고 묻는다면 우리의 대답은 쉽지 않다. 때로는 아련함에 눈시울을 적시고 때로는 강인함에 눈알을 부라려야 할 때도 있다. 즉, '감성적이다, 이성적이다' 라는 의미는 옳고 그름의 문제가 아니라, 좋고 싫음의 문제임을 인식하여야 한다.

이렇게 본다면 우리가 한의학에 대해서 얼마나 큰 편견을 가지고 있었는지에 대해서 알게 되었을 것이다. 우리가 가진 한의학에 대한 편견은 '옳고 그름의 문제'가 아닌 '좋고 싫음의 문제' 였음을 여실히 보여주는 것이다. 더구나, 그 '좋고 싫음의 문제' 또한 누군가의 외부적인 의도에 의해서 유도된 감정에 지나지 않음을 이제는 인식해야 한다.

한의학에 대한 인식이 '좋고 싫음'의 감정에 지나지 않았음에 대한 반성에 그칠 것이 아니라 한의학은 인간의 몸과 마음을 대상으로 하는 실천의학이므로 '옳고 그름'의 측면에서 이해하여야 한다. 물론 양의학도 마찬가지다. 양의학도 인간의 몸과 마음을 대상으로 하는 실천의학이므로 당연히 '옳고 그름'의 측면에서 이해해야 할 시점이 온 것이다.

그러면 '한의학과 양의학의 차이점은 무엇인가?' 라고 궁금해 할 것이다. 한의학과 양의학의 가장 큰 차이점은 존재론적인 물음에 대한 답이 아니라, 인식론적인 물음에 대한 답이다.

한의학이든, 양의학이든 두 의학이 다루는 존재론적 물음인 인간의 몸과 마음은 동일하다. 이에 대해서는 어느 누구도 부인할 수 없을 것이다.

그러나 한의학과 양의학이 바라보는 인간의 몸과 마음의 인식틀은 다르다. '동일한 인간의 몸과 마음을 어떻게 인식하느냐?' 하는 인식의 틀에서 차이점이 발생하며, 여기에서 한의학과 양의학의 차별성은 부각되는 것이다. 여기서 한의학이 옳은가, 양의학이 옳은가 하는 '옳고 그름'의 문제가 발생하게 되는 것이다. 인간의 몸과 마음을 긍정적으로 하는 의학은 옳은 의학이며, 인간의 몸과 마음을 부정적으로 하는 의학은 그른 의학이 되는 것이다.

한의학이 바라보는 인간의 몸과 마음에 대한 인식이 옳으냐, 양의학이 바라보는 인간의 몸과 마음에 대한 인식이 옳으냐 하는 '옳고 그름'의 부분은 시간을 두고 차츰차츰 검증되어져 갈 것이다.

'인식이 뭐 그리 중요할까?' 라고 여기실 분도 있을 것이다. 그러나 인식은 무엇보다 중요하다. '생각대로 움직이는 인간'이기에 어떻게 생각하느냐의 인식틀에 따라서 치료가 달라진다. 그래서 한의학과 양의학의 치료가 다르기도 하고, 같기도 하다. 다시 한 번 더 강조하지만, 인식이 그 무엇보다 중요하다. 우리는 인식의 틀 속에서 움직이게 되는 것이다.

한의학도 한계점이 있을 것이며, 양의학도 한계점이 있다. 한의학의 한계점은 기존 기호를 현대적으로 재해석하지 못함으로써 고루한 학문처럼 여겨질 정도에 머물러 있었음에 기인하는 한계점이다. 양의학의 한계점은 인간의 몸과 마음을 하나의 측면에 지나지 않는 구조적인 측면에 머물러 이해하려고 하면서 기능적인 측면에서 인간의 몸과 마음을 제대로 보지 못하는 한계점이다.

잘못된 인식의 틀을 바꾸기는 쉽지 않다. 그러나 너와 나, 우리 모두가 건강한 세상을 살아가기 위해서는 한의학의 올바른 패러다임으로 인식의 틀을 옮겨야 한다.

면역과 관련하여 혈열血熱과 위기衛氣가 관여하게 되는데, 혈열의 분포에 편차가 생기거나 위기의 분포에 편차가 생기는 경우에 알레르기 및 면역질환이 발생하게 되는 것이다.

02

지긋지긋한 알레르기

01

알레르기란 내 몸의 반란

주변에서 알레르기질환을 워낙 많이 앓고 있어 대부분의 사람들은 알레르기라는 용어를 한 번쯤은 들어 보았을 것이다. 그만큼 알레르기라는 단어를 우리는 일상생활 속에서 많이들 사용한다. 일례를 들어보자.

"나는 저 장면만 나오면 닭살이 돋아."

"나는 이 목걸이만 하면 피부가 빨개져."

"나는 이 화장품만 바르면 얼굴에 뾰루지처럼 무언가 생겨."

이런 말을 하는 사람들을 주위에서 많이 보았을 것이다. 이렇게 흔하게 사용되는 알레르기란 용어가 사실은 조금 어려운 단어다.

원래 알레르기의 사전적 의미는 '항원항체반응抗原抗體反應에 의한 우리 몸의 급격한 반응 능력의 변화'라고 정의되어 있다.

우리 몸에는 내 몸이 아닌 바깥으로부터 들어오는 외부 이물질로부터 자기를 방어하는 기전이 있는데, 이 방어하는 시스템이 과도하게 예민해져 조그마한 자극에도 반응을 일으켜 좋지 않은 증상을 일으키는 것을 '알레르기'라고 이해하면 된다.

즉, 알레르기란 면역 시스템의 오작동으로 보통 사람에게는 별 영향이 없는 물질이 어떤 사람에게만 두드러기, 가려움, 콧물, 기침 등의 이상 과민반응을 일으키는 것을 말한다.

그럼, 알레르기는 구체적으로 어떤 질환인지에 대해서 조금 더 알아보자.

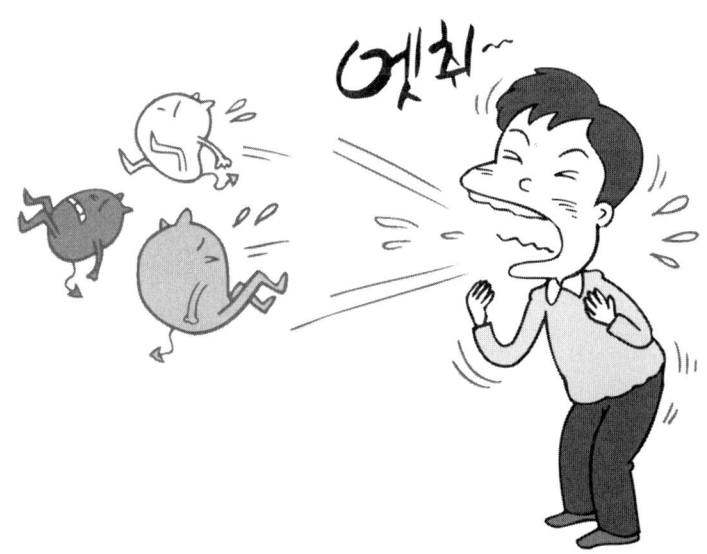

02
알레르기의 정의

익숙해져 특별한 의미를 찾으려고 하지 않는 단어인 알레르기에는 '이상하다' 리는 원래의 의미가 내포되어 있다고 하니 참으로 아이러니하다. 이상한 의미의 알레르기라는 단어는 그렇게 모호하게 우리에게 익숙해져 버렸는지 모르겠다. 익숙한 것들에 대해서는 알레르기를 일으키지 않는데, 오히려 익숙해져 버린 알레르기질환은 세월이 갈수록 더 심해가고 있다.

알레르기는 '과민반응' 이라는 뜻이다. 현재는 항원항체반응이 생체에 미치는 영향 중에서 병적인 과정을 나타내는 것을 알레르기라고 정의하고 있다. 즉, 임상적으로는 반응성의 항진(과민성)이라는 것이 표면에 강하게 나타나기 때문에 알레르기는 과민성과 거의 같은 뜻으로 보게 되었다.

03

알레르기의 어원과 역사

　알레르기의 어원은 그리스어의 allos(변한다)+ergo(작용)이다. 즉, 생체의 변화된 반응, 이상한 반응이라는 뜻에서 유래되었다고 한다. 이는 정상적인 면역반응이 아닌 과민반응으로 바람직하지 않은 생리적 반응을 일으키는 것을 의미한다.

　알레르기의 사전적 의미는 '항원항체반응抗原抗體反應에 의하여 생체 내에 생기는 급격한 반응 능력의 변화'다.

　알레르기라는 용어는 1906년 프랑스 학자 폰 피케르가 처음으로 사용했다고 알려져 있다. 알러지 또는 앨러지는 영어 발음, 알레르기는 독일식 발음으로 한국에선 둘 다 혼용되어 통용되나 표준어는 알레르기다.

　알레르기 현상에 대해 최초로 계통적 연구를 한 것은 프랑스의 생리학자인 C.리셰로서, 1902년 아나필락시스에 대하여 게재하고 다음해에는 프랑스의 생리학자인 아르튀스가 아르튀스 현상(국소 아나필락시스)에 대하여 보고하였다.

리셰는 개에게 말미잘의 독소를 몇 번 주사하고 일정 기간이 경과한 후에 같은 독소를 재차 주사하였더니 최초에 견뎠던 양보다 훨씬 적은 주사량으로 특유의 급격한 증세를 일으켜서 죽는 것을 발견하고 이 현상을 아나필락시(무방어란 뜻)라고 하였다. 처음에는 독소의 특유현상으로 생각하였으나, 그 후에 다른 종류의 단백질에서도 같은 현상이 일어나는 것을 확인하였다.

한편, 아르튀스는 토끼에게 이종단백질을 주사하고 일정기간 후에 소량의 같은 물질을 피하에 재주사하였더니 국소에 부종浮腫이나 괴사壞死를 수반하는 염증성 반응이 나타나는 것을 발견하였다.

이들의 실험적 사실에 더하여, 피르케는 사람의 두 번째 종두에서는 제1회 때보다 피부반응이 빠르고 또한 강하게 나타나는 사실과, 혈청병에서는 약 1주일 후에 제1회의 증세가 나타나는데, 제2회 이후에서는 주사 직후에 증세가 나타나는 사실 등 광범위한 임상적 관찰을 기초로 하여 알레르기의 개념을 도입한 셈이다.

즉, 아나필락시스나 혈청병 등 개념이 일단 명백해진 면역 현상도 포함하여 모두 항원항체반응에 의한 생체반응으로 보았다. 강화된 반응 능력의 경우가 과민증(감수성 항진)으로 아나필락시스이며, 약화된 반응 능력을 감감수성減感受性·무감수성 면역이라고 하였다.

그러나 항원항체반응에 기인하는 생체반응은 복잡 다양한 현상이며, 그 기전機轉에는 불명한 점이 많아, 그 후 다수의 학자에 의한 정의나 용어가 아네르기 또는 아토피 등으로 발표되어 혼란이 일어났다.

04

알레르기의 생물학적 개념

 알레르기 기전을 현대 생물학적 개념으로 알아보면 다음과 같다. 알레르기를 일으키는 물질을 알레르겐 또는 항원이라고 하며 꽃가루나 항생제가 한 예다. 식품이 알레르겐 또는 항원으로 일으키는 알레르기를 식품 알레르기라고 한다.

 항원이 우리 몸에 들어오면 항체가 만들어지고 항원항체반응이 일어나게 된다. 이로 인해 알레르기 증상이 생긴다.

 알레르기는 접촉성피부염이나 과민반응, 혹은 독반응이나 부작용과 구별되어야 한다. 면역 과민반응은 알레르기반응, 접촉성피부염, 과민성 쇼크반응 등 5가지로 나뉘며 약간씩 유발의 원인이 되는 항원-항체반응이 다르다. 그러나 양의학적 치료는 비슷하다고 알려져 있다.

 면역 과민반응이란, 보통 사람은 항원으로 인식하지 않는 것을 항원으로 인식하는 것을 말한다. 즉, 인체는 해로운 물질을 항원으로 인식하고 항체를 만들어 이를 제거하려고 하는데, 보통사람은 항원으로 인식하지 않는 물질을 항원으로 인식하여 항원-항체반응을 일으키는 것이다.

따라서 알레르기가 심한 경우에는 모든 단백질에 항원-항체반응을 일으키기도 한다. 이런 사람은 고기만 먹으면 항원-항체반응, 알레르기가 유발된다. 가장 흔한 항원 물질은 단백질이다. 이에 따른 대표적인 알레르기질환이 두드러기다.

진화론적으로 알레르기질환의 기전을 살펴보면, B세포나 T세포가 분자적인 방법으로 외부의 물질을 제거할 수 없을 때, 물리적인 힘을 이용해서 외부의 병원균을 없애기 위해 만들어진 기전으로 보기도 한다. 즉, 외부에서 유해한 물질이 들어 왔는데 분자적인 기작을 통해 제거할 수 없으므로 물리적으로 재채기 등을 하게 하여 밖으로 방출하기 위해 만들어졌다고 보는 것이다.

이렇게 진화론적으로 생존을 위해서 어쩔 수 없는 대처방법이라는 의미인데, 이러한 생존의 본능에 반하여 부정적인 방향으로 진행한 것이 알레르기질환이라고 보기도 한다.

05 알레르기의 분류

알레르기의 분류 중 항체의 종류에 따라 I, II, III, IV, V형 다섯 가지로 나누는 것에 대해서 알아보자.

I형 : 급성반응과 초급성반응, 아나필락시스, 혈관 부종, 기관지 경련
II형 : 항체 의존 세포독성-용혈성 빈혈, 간질성 신염
III형 : 면역 복합체 질병-혈청병
IV형 : 세포매개, 혹은 지연성 과민반응-접촉성피부성
V형 : idiopathic, Maculopapular rash, Stevens-Johnson syndrome(스테븐-존슨 증후군)

06
알레르기는 면역 시스템의 오류다

　한의학에서는 '夙根(숙근)'이라 하여 특수하게 내재된 소인素因을 가진 사람이 한냉寒冷을 만나거나 피로疲勞 혹은 다른 요인을 만날 경우 알레르기질환이 나타나는 것으로 보았다.

　물론 이러한 관점은 옳다. 그러나 이를 조금 더 세분화시켜서 접근하게 되면 우리는 더 많은 사실을 이해할 수 있으며, 알레르기 및 면역질환을 치료할 수 있게 된다.

　개인적 견해로 알레르기 및 면역질환은 일종의 면역시스템에 대한 오류다. 현대 면역학에서는 면역과 관련하여 세포성면역과 체액성면역으로 나누어 설명한다.

　세포성면역은 백혈구에 의한 면역을 의미하며, 체액성면역이란 Ig(면역글로불린)에 의한 면역을 의미한다.

　백혈구 중 80% 이상을 호중구가 차지하므로 일반적으로는 백혈구 자체를 호중구라고 부르기도 한다. 호중구의 백혈구 즉, 세포성면역은 주로 세균 등 분자수가 큰 이물질에 대한 방어를 감당하게 되며, Ig(면역글로불린) 등의 체액성면역은 주로 분자 크기가 작은 바이러스류를 담당하게 된다. 세포성면역이나 체액성면역이 과도하게 발생하게 되면 알레르기 및 면역질환이 발생하게 된다.

이를 한의학적인 관점에서 보자면, 혈열 내부의 편차의 문제로 이해

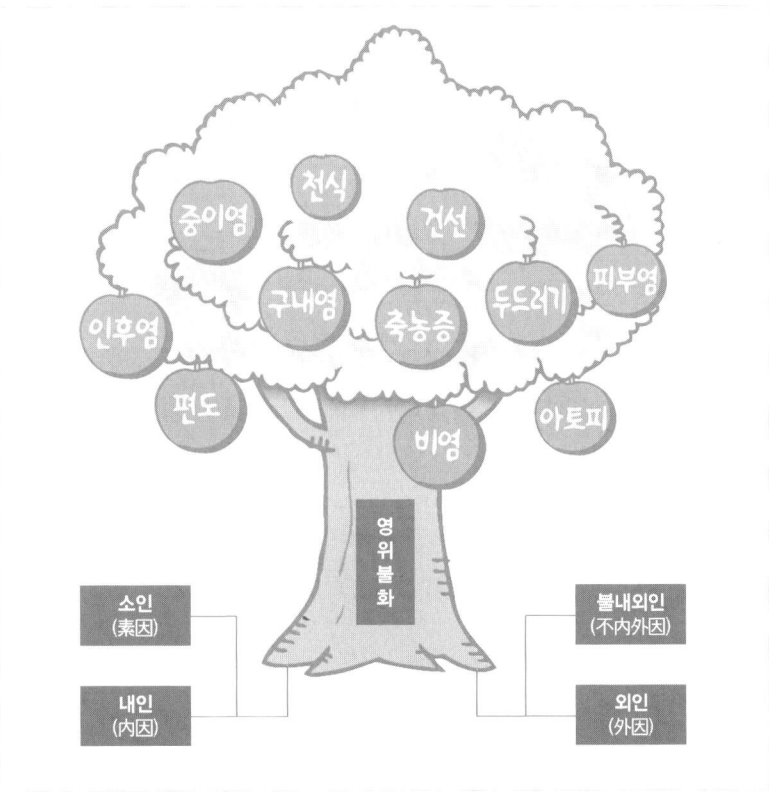

∷ **알레르기 증후군**

할 수 있으며, 위기와 영기의 편차로 이해할 수 있다.

면역과 관련하여 혈열血熱과 위기衛氣가 관여하게 되는데, 혈열의 분포에 편차가 생기거나 위기의 분포에 편차가 생기는 경우에 알레르기 및 면역질환이 발생하게 되는 것이다.

즉, 위기가 영기보다 상대적으로 많은 상태가 지속되면 알레르기질환으로 발전하게 되는 것이다. 또 혈열이 혈한보다 상대적으로 많은 상태가 지속되면 면역계질환으로 발전하게 되는 것이다.

이러한 불균형의 상태가 피부에 나타나면 알레르기성피부염(아토피피부염, 건선, 두드러기 등)을 나타내게 되고, 비강鼻腔이나 부비동副鼻洞에 나타나면 알레르기성비염, 만성부비동염(副鼻洞炎 : 일명 축농증), 눈에 나타나면 알레르기성 안과질환, 귀에 나타나면 알레르기성 내이도염, 삼출성중이염, 화농성중이염, 알레르기성 외이도염 등의 상태를 지니게 된다.

이렇듯 알레르기 및 면역계질환의 기전은 비슷하지만 혈열과 위기에 따라, 또 발생하는 위치에 따라 다른 병명을 가지게 된다.

07
알레르기의 발생 원인은 우리 몸에 있다

　인간의 몸에 일어나는 질환은 크게 대사성질환과 자가면역질환의 두 가지로 대별화될 수 있다. 대사성질환은 주로 혈한血寒과 영기營氣의 부족에 따른 영위불화營衛不和로 발생하게 되며, 자가면역질환은 주로 혈열血熱과 위기衛氣의 과잉에 따른 영위불화營衛不和로 발생한다.

　알레르기질환 중 일부는 대사성질환과 연관이 있지만, 알레르기 주 질환들은 자가면역질환 중에 속해 있다.

　알레르기질환을 유발하는 요인은 여러 가지 환경적인 인자들이 중심에 있지만, 발생의 원인은 우리 몸에 있다. 우리 몸에는 기혈의 흐름이 쉼 없이 움직이고 있는데, 그 중에서도 기라는 요소가 있다. 기에는 영양을 보충하여 주는 영기營氣가 있고, 방어를 담당하는 위기衛氣가 있다. 이 두 기운氣運에 혼란이 생겨 위기가 영기보다 많아져 과민반응을 일으키는 상태를 알레르기라고 한다. 현대적 용어로는 면역 불균형이라고 보면 된다.

이러한 면역 불균형은 크게 2가지 이유에 의해서 유발된다. 내가 잘못해서 생기는 경우와, 나와는 무관하게 주변 환경에서 연유하는 것으로 볼 수 있다.

내가 잘못해서 생기는 알레르기질환은 원래 알레르기 체질을 타고 난 경우로 편도가 잘 붓거나 감기에 자주 걸리는 경우 등이 해당하며, 몸에 맞지 않는 음식을 먹었을 경우에도 나타나게 된다.

주변 환경에서 연유되는 알레르기질환은 바이러스나 세균, 진드기나 곰팡이 등의 미생물과 최근에 문제가 되고 있는 새집증후군이 대표적 원인이다.

잘 알다시피 새 건물에는 벽지, 페인트, 본드 등의 여러 합성자재에서 뿜어져 나오는 해로운 독성, 유기화합물이 끊임없이 방출되고 있다. 최근에 급증하고 있는 알레르기질환의 주원인으로 꼽히는 것도 이 새집증후군이다. 이렇게 두 가지의 커다란 요소가 기운의 혼란을 초래한다.

결론적으로 알레르기질환들은 주로 혈열血熱과 영위기營衛氣의 불균형으로 발생한다. 급성의 알레르기인 경우에는 주로 실증實證이 많으며, 만성의 알레르기인 경우에는 주로 허증虛證이 많다.

08
알레르기의
발생기전

알레르기는 '내 몸의 반란'이다. 외부적으로 동일한 상황에 대해서 알레르기가 있는 사람과 알레르기가 없는 사람의 반응이 다르다. 이는 외부의 문제라기보다는 내부의 문제임을 보여주는 것이다.

비유를 들자면 다음과 같다. 집 밖에서 누군가가 초인종을 누른다. 정상적인 사람이라면 밖의 누군가가 아는 사람인지, 아니면 다른 도둑인지를 확인하고 조치를 취하려고 할 것이다.

그런데 너무도 예민한 사람이라면 밖의 누군가가 아는 사람인지, 아니면 도둑인지를 확인하지도 않고 때려잡으려고 한다.

이렇게 예민한 사람이 취하는 행동처럼 내 몸의 어딘가가 예민해져 있어서, 정상적인 사람들은 아무런 반응을 일으키지 않는 상황에서도 예민하게 반응을 일으키는 상황을 만들어내는 사람들이 알레르기 환자들이다.

그렇다면 이렇게 예민하게 된 원인은 무엇일까? 크게 몇 가지로 나누어 볼 수 있다.

첫째, 예민해져 알레르기를 일으킬 만한 요소로 '내 탓'인 내인이 있다. 식·의·주 즉, 먹고 입고 자는 것이 내 몸과 마음을 예민하게 하여 알레르기를 유발할 수 있다. 보편적으로 좋지 않은 먹을거리와 내 몸에 맞지 않은 먹을거리는 내 몸과 마음을 예민하게 하여 알레르기를 유발시킬 수 있다. 좋지 않은 입을거리와 내 몸에 맞지 않은 입을거리는 내 몸과 마음을 예민하게 하여 알레르기를 유발시킬 수 있다. 우리가 거주하는 공간도 내 몸과 마음을 예민하게 하여 알레르기를 유발시킬 수 있다.

또한 생각하는 것이 내 몸과 마음을 예민하게 하여 알레르기를 유발시킬 수 있다. 이를 '칠정'이라고 표현한다. 한의학에서는 스트레스를 칠정의 여러 종류로 나누어서, 스트레스가 인체에 미치는 기전을 고대의 언어로 서술하여 두고 있다. 이러한 감정이 내 몸과 마음을 예민하게 하여 알레르기를 유발시킬 수 있다.

둘째, 예민해져 알레르기를 일으킬 만한 요소로 '네 탓'인 외인이 있다. 풍·한·서·습·조·화의 외부 사기는 내 몸과 마음을 예민하게 하여 알레르기를 유발시킬 수 있다.

셋째, 예민해져 알레르기를 일으킬 만한 요소로 '내 탓도 네 탓도 아닌' 불내외인이 있다. 새집증후군, 헌집증후군 등이 대표적이다.

이러한 '내 탓', '네 탓', '내 탓도 네 탓도 아닌' 요인들이 복합적으로 작용하여서 알레르기를 유발하게 되는데, 알레르기의 종류는 여러 가지 분류 중 제1형, 제2형, 제3형, 제4형 등으로 분류할 수도 있다. 이는 위기衛氣의 종류와 반응에 따른 분류다.

기氣는 여러 종류로 나눌 수 있는데, 맥내脈內와 맥외脈外를 흘러다니는 기氣는 두 가지다. 하나는 영기營氣로 주로 맥내를 순행하면서 영양분을 보충하게 되고, 또 다른 하나는 위기衛氣로 주로 맥외를 순행하면서 방어작용을 하게 된다. 하지만 영기營氣라고 하여 맥내脈內만을 순행하고, 위기衛氣라고 하여 맥외脈外만을 순행하지는 않는다. 낮에는 영기營氣가 주로 맥내를 순행하지만, 밤에는 위기衛氣가 주로 맥내를 순행한다.

이러한 영기와 위기의 흐름에 문제가 발생하게 되면 질환이 발생하게 된다. 밤에도 위기衛氣가 맥내로 들어오지 못하고 맥외脈外를 돌게 되면 피부 주변 조직들의 영양이 결핍되어 피부가 거칠어지고, 이러한

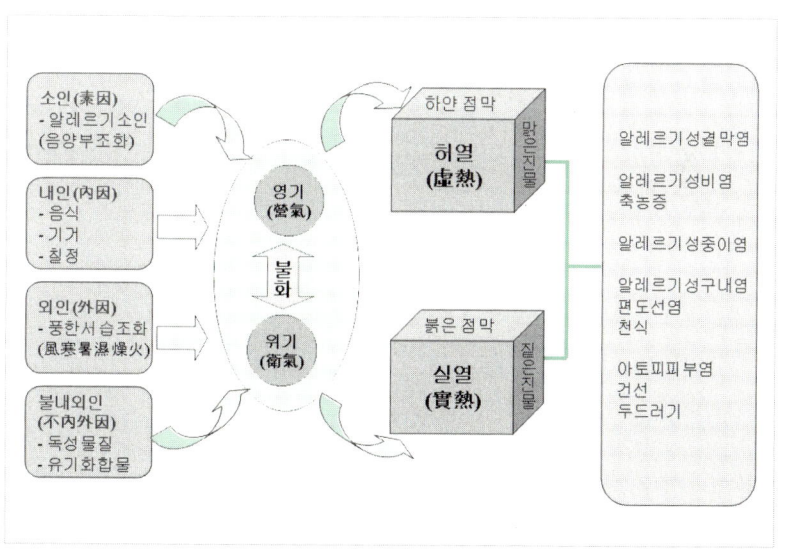

∷ 알레르기 발생기전

작용이 오랫동안 지속되면 알레르기 반응을 일으키게 된다. 또한 밤에 위기衛氣가 맥외에 그대로 머물러 있으면 잠이 오지 않게 되어 불면不眠의 상태로 빠지게 된다.

알레르기질환은 적절하여야 할 영기營氣와 위기衛氣에 편차가 생겨서 발생하는 질환이며, 이는 일각에서 언급하는 면역력 부족에서 연유하는 것이 아니라, 면역력 자체의 불균형에서 비롯된 것이다.

현대 면역학적으로 면역에는 체액성면역과 세포성면역이 있으며, 체액성면역과 세포성면역은 서로 상보적이다.

이러한 상태에서 체액성면역은 증가하고, 세포성면역이 떨어지는 경우에 알레르기 반응을 일으키게 되며, 알레르기질환을 앓고 있는 사람은 대체적으로 세포성면역이 떨어져 있으므로 세균성감염이라는 2차적 질환을 앓게 된다.

예를 들자면, 아토피피부염을 앓고 있는 사람들은 포도상구균 등의 세균에 의한 감염에 약하다. 이를 일부에서는 면역력이 약해서 발생한다고 보고 있는데, 이는 엄밀하게 말하자면 약간의 모순을 지닌 말이다. 정확하게 말하자면 세포성면역이 떨어져서 세균에 감염된 것이라고 얘기해야 한다.

우리가 알레르기질환에서 주로 다루는 아토피피부염, 건선, 두드러기, 알레르기성비염, 알레르기성결막염, 중이염 등은 주로 체액성면역에서 비롯되는 기적氣的인 문제다. 이를 혈적血的인 접근을 통하여 치료를 시도하는 것도 어느 정도 유의성이 있지만, 엄밀하게 접근하자면 이는 분명히 기적氣的 측면에서 다루어져야 한다.

09

알레르기의 종류

피부와 관련된 알레르기 및 면역질환은 아토피피부염, 건선, 접촉성 피부염, 두드러기 등이다.

코와 관련된 알레르기 및 면역질환으로는 크게 알레르기성비염, 축농증이라고 흔히 불리는 만성부비동염 등이다. 귀와 관련된 알레르기 및 면역질환으로는 발생하는 위치에 따라서 알레르기성내이도염, 중이염, 외이도염 등이다. 구강 및 인후와 관련된 알레르기 및 면역질환으로는 알레르기성구내염, 편도선염, 천식 등이 있다.

즉, 알레르기의 종류를 간략하게 부위별로 정리하면 다음과 같다.
- 코 : 알레르기성비염, 비후성비염, 만성부비동염
- 귀 : 알레르기성내이도염, 중이염, 외이도염
- 눈 : 알레르기성결막염

- 구강 및 인후 : 알레르기성구내염, 편도선염, 천식
- 피부 : 아토피피부염, 건선, 접촉성피부염, 두드러기

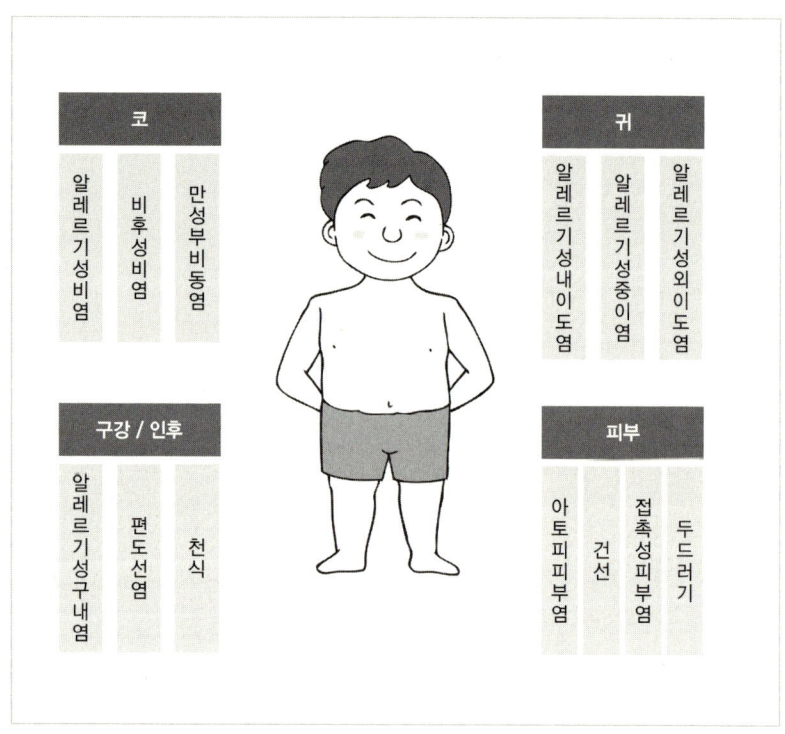

:: **알레르기질환의 종류**

10

알레르기질환의 증가요인과 심각성

알레르기의 발생이 점차적으로 늘고 있다. 알레르기질환은 예전부터 있었던 질환이지만 이전에 비해서 많이 늘었고, 증가하는 속도가 상당히 빠르다. 식생활이 서구화되면서 인간의 체단백과 비슷한 동물성 단백질의 과다섭취로 우리 면역계의 인식시스템에 혼란을 일으키고 있다. 이를 조금 더 구체적으로 살펴보자.

첫째, 동물성 단백질을 과다하게 섭취한다.

둘째, 스트레스에 의한 감정의 변화가 심하다.

셋째, 대기오염이나 수질오염에 따라 공해물질 접촉의 빈도가 증가했다.

이에 대처하기 위한 하나의 형태가 알레르기질환의 증가로 이어지고 있다. 특히나 생활 전반이 서구화되고 산업사회에서의 공해물질 접촉 빈도가 증가하는 등 우리의 주변 환경이 빠르게 변화함에 따라 우

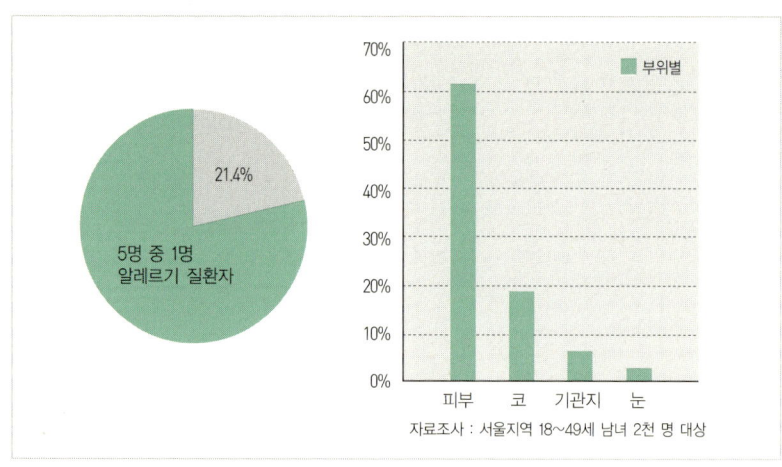

:: **알레르기질환의 심각성**

리의 몸이 이에 적응하지 못하면서 최근에 알레르기질환의 발생빈도가 높아지고 있다.

예전에는 일교차가 심해지면 알레르기질환이 더욱 극성을 부렸다. 그런데 최근 들어서는 계절에 상관없이 알레르기질환의 급증세가 두드러지게 나타나고 있어 경각심이 높다. 국내 알레르기 환자 수는 6백만 명 이상이며 여러 가지 요인들로 인해서 환자는 계속 증가 추세다.

현재 추정되는 환자 수만도 전 인구의 15~20%선. 우리나라 성인 중 약 10%, 어린이는 약 20%에서 나타나고 있는 것으로 알려져 있다.

부위별로는 알레르기질환 중에서 치료가 가장 힘들다고 하는 피부질환이 61.3%로 가장 많이 증가하였다. 더구나 최근에는 알레르기를 앓는 연령대가 계속 낮아져, 아토피피부염의 경우에는 중학생의 경우 15%, 초등학생의 경우 25%, 유아인 경우에는 50%에 가까운 아이들이 앓고 있을 정도로 심각하다.

　이렇듯 알레르기질환의 심각성이 날로 더해지고 있는데 이러한 현상에 대해서 어떻게 이해해야 할까?

　인간의 질병은 크게 4가지 범주에서 파악될 수 있다. 이는 생리적 기전과 같은 이치라고 보면 된다.

　정精·기氣·신神·혈血의 4가지 측면에서 발생하는 패턴을 이해하면 우리는 질병에 쉽게 접근할 수 있다. 정기신혈精氣神血의 문제가 따로 떨어져 있지 않지만, 일단 이를 분류하여 살펴보면 쉽게 이해할 수 있다.

11

알레르기와 면역

'면역'이란 외부로부터 침입하는 풍風·한寒·서暑·습濕·조燥·화火의 외사와 몸 안에 생긴 불필요한 산물을 제거함으로써 그 항상성을 유지하려고 하는 현상을 일컫는다. 면역은 신체를 지키는 군대라 할 수 있으며 다음의 기능을 수행하게 된다.

- 방어 : 외부의 수많은 외사들로부터 우리의 몸을 지켜준다.
- 정화 : 각종 오염물질 및 중금속, 면역세포에 의해 죽은 부산물, 세균 등을 깨끗이 청소하여 외부로 배출한다.
- 재생 : 면역체계는 훼손된 기관을 재생하여 건강을 회복시켜 준다.
- 기억 : 면역세포는 인체에 침입한 각종 질병인자(항원)를 기억하였다가 재침입 시 대항한다.

우리 인간의 몸은 수많은 정精과 형形으로 이루어져 있다. 이러한 정과 형들이 적절한 일을 할 수 있도록 에너지와 영양분을 공급하는 것이 기혈氣血이다. 기혈의 흐름이 막히거나 느려져서 세포들이 먹을 수 있는 영양분이 부족하거나, 세포 대사의 노폐물이 축적되면 질병이 생기게 된다. 그 중에서 특히 기의 흐름 중 위기와 영기의 불균형이 발생하게 되면 여러가지 질환을 앓게 되는데, 그 중 하나가 알레르기 질환이다. 그래서 알레르기질환은 면역력 저하가 아니라 면역 불균형이라고 표현해야 한다.

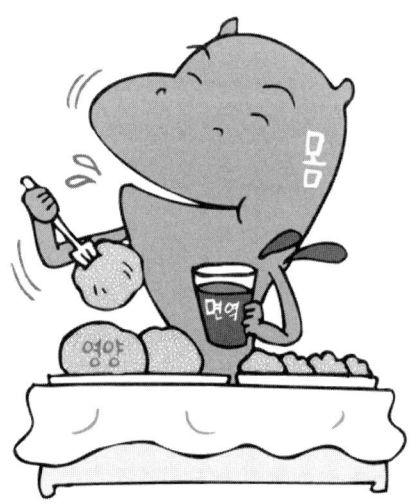

12

알레르기와 면역 불균형

최근에는 면역력을 맹목적으로 증가시켜야 한다고 선전하는 건강보조식품이나 여타의 것들을 많이 볼 수 있다. 면역력을 증가시켜야만 건강하게 살 수 있다는 단편적인 주장들이 나와 일반인들을 혼란스럽게 하고 있다.

우리 몸에는 외부의 나쁜 물질로부터 우리 몸을 방어하는 위기衛氣와 영양을 공급하는 영기營氣가 있다. 위기는 면역의 방어기능이 있다. 그런데 면역과 방어를 담당하는 위기의 기능이 과도하게 항진되면 영기와의 조화가 깨져 외부의 조그마한 자극에도 예민하게 반응하는 알레르기질환을 앓게 된다. 즉, 몸의 위기가 영기에 비해서 항진된 상태에서 면역력을 증강시키는 약물이나 식품을 부적절하게 복용하게 되면 우리 몸은 점점 더 외부 반응에 예민해지는데, 이것이 질병을 일으키게 되는 것이다.

그러므로 막연히 면역력을 높여야만 좋다고 생각하는 것은 잘못이다. 더구나 알레르기질환을 치료하기 위해 면역력을 높여야 한다고 주장하는 것은 인간의 한 면만을 강조한 단순하고 잘못된 주장이다.

알레르기질환은 환경도 환경이지만, 개인적인 특성에 따라서도 다양하게 나타난다. 앞에서 언급했던 원인들이 모든 사람에게 다 일어나는 건 아니기 때문에 스스로 자기에게 알레르기를 유발시키는 원인을 명확하게 찾는 것이 무엇보다도 중요하다.

13

알레르기와
체질
어떤 관계 있을까?

　체질이라는 용어도 최근에 워낙 보편적으로 사용되다 보니, 알레르기 체질, 무슨 체질, 무슨 체질이라고들 표현을 하는데, 사실 알레르기질환을 잘 앓기 쉬운 체질이 따로 있지는 않다. 엄밀하게는 태양인, 소양인, 태음인, 소음인의 4가지 체질에 각각 개별적으로 잘 앓게 되는 알레르기질환이 있다.

　하지만 우리나라 사람의 거의 40%에 해당하는 사람들이 태음인이다 보니 자연스럽게 알레르기질환을 앓는 환자비율에서도 태음인의 비중이 제일 높다. 특히 알레르기성비염이나 아토피피부염 등의 알레르기질환 유병률을 체질별로 살펴보면 태음인의 비율이 상당히 높다. 그래서 특별히 알레르기질환을 잘 앓는 체질이라기보다는 알레르기질환을 잘 앓게 되는 몸의 패턴이 따로 있다고 보면 된다.

혹시 나도? 알레르기 체질 테스트*

알레르기체질인지를 간단하게 판별해 볼 수 있는 진단법이다.

01. 항상 눈 밑이 검푸르다.
02. 눈을 자주 깜박거리고 자주 비빈다.
03. 코를 훌쩍거리거나 자주 비비고 후빈다.
04. 찬 음료를 즐겨 마시며, 먹고 난 후에는 기침을 한다.
05. 손발과 아랫배가 항상 차다.
06. 조금만 움직이거나 뛰어도 숨이 차다.
07. 피부가 하얗게 일어나고 딱지가 생긴다.
08. 두드러기가 잘 생긴다.
09. 벌레에 물리면 상처가 유난히 크고 오래 간다.
10. 얼굴에 버짐이 핀다.
11. 식은땀을 잘 흘린다.
12. 예민하고 신경질적이며, 짜증을 잘 낸다.
13. 집중력이 떨어지고 산만하다.
14. 허약해 보인다는 얘기를 자주 듣는다.
15. 감기를 달고 다니는 등 잔병치레가 잦다.

* 꼭 고칠 수 있는 아토피피부염 P.18

- 4개 이하 | 알레르기 체질일 가능성이 적은 편이다.
- 5~9개 | 알레르기 체질일 가능성이 높다.
- 10개 이상 | 거의 알레르기 체질이라고 봐도 좋다.

다만, 위의 기준은 알레르기 체질인지의 가능성만을 판별하는 간단 체크로 참고 정도로만 보면 된다.

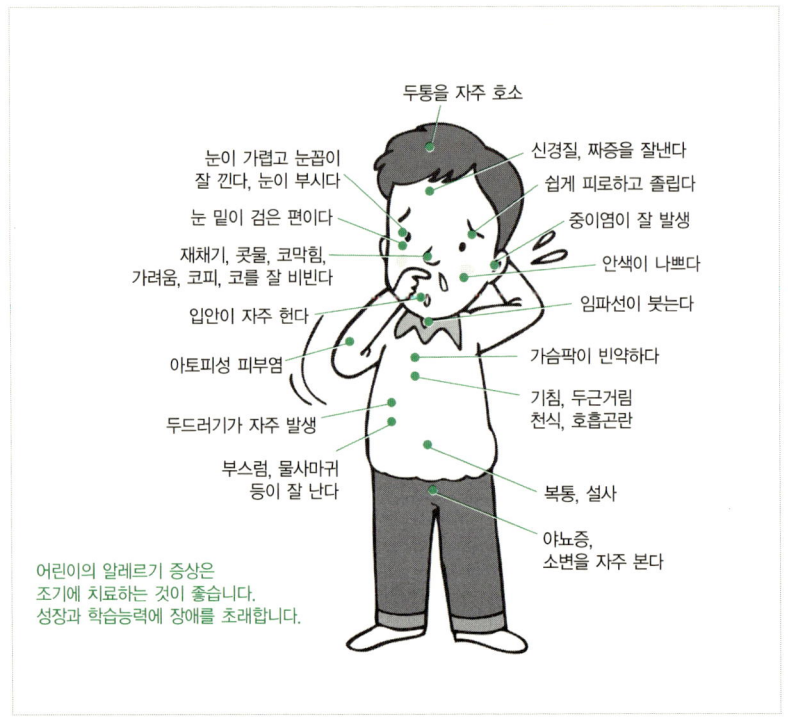

:: **어린이의 알레르기 증상**

14

알레르기의 치료에는 새로운 인체관이 필요하다

알레르기의 올바른 치료법은 있는가?

이에 대한 답은 다음과 같이 정리할 수 있을 것이다. 인간의 몸과 마음에 대한 생리生理와 생기生機에 대한 이해를 새롭게 하고, 알레르기의 병인病因과 병기病機에 대한 명확한 이해만 있다면 알레르기질환은 치료할 수 있다.

물론 알레르기질환은 간단하게 치료될 수 있는 질환이 아니다. 그럼에도 불구하고 몇 가지의 핵심적인 기전으로 이해하려고 하는 것은 조금 단순화시켜 이해를 쉽게 하고자 하는 의도이다. 물론 조금 더 세부적으로 접근하게 되면 기氣와 혈血의 문제가 어디에서, 어느 장부臟腑나 조직, 기관에서 어떠한 문제로 인해서 발생하느냐에 따라서 치료법이 달라져야 한다. 기병氣病이라고 하여 모든 질환에 동시에 적용되는 처방이 존재하는 것은 아니며, 혈병血病이라고 하여 모든 질환에 동시에 적용되는 처방이 존재하는 것도 아니다. 이를 한의학에서는 오장육부五臟六腑와 연결된 오체五體, 오관五官, 오신五神 등등으로 이해한다. 즉 알레르기의 올바른 치료를 위해서는 '새로운 시각의 인체관'이 먼저 필요하다.

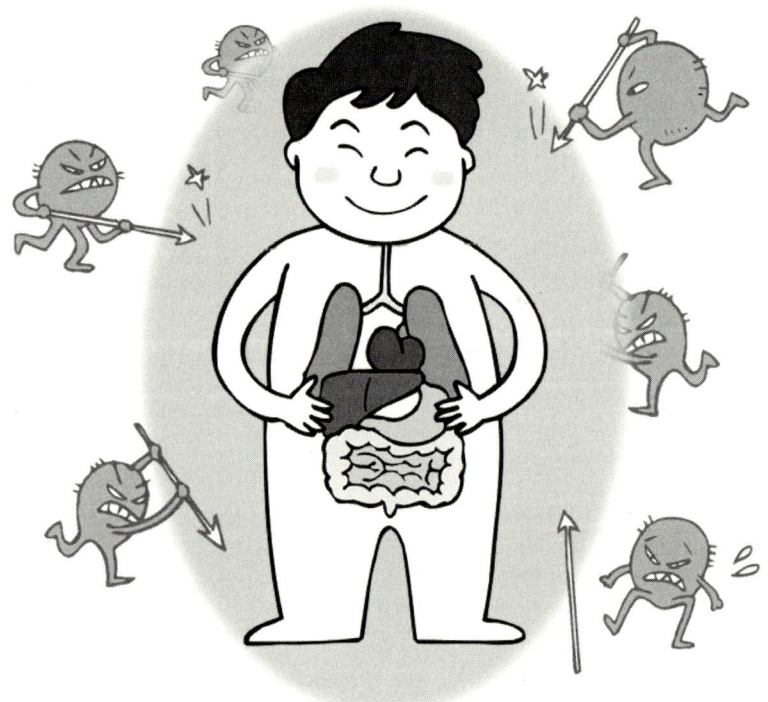

15

알레르기의 관리

영기와 위기의 불균형을 유발하는 원인물질은 대단히 많고 다양하여 일일이 열거하기가 어려우나 간단히 정리하면 다음과 같다.

- 음식물 항원 - 우유, 계란, 복숭아, 딸기 등
- 흡인성 항원 - 집먼지, 꽃가루, 곰팡이 등
- 약물성 항원 - 아스피린 같은 것도 알레르기를 유발한다는 보고가 있다.
- 접촉성 항원 - 세제나 화장품, 옻나무 등이 있다.

이밖에도 환경에 의한 알레르기, 바이러스나 세균감염이 항원이 되기도 하고, 직업에 의한 알레르기, 심한 운동으로 인해 발작하는 운동성 알레르기, 물리적 자극에 의한 알레르기, 심지어는 스트레스가 알레르기 반응을 일으킬 수도 있다. 또 우리가 매일매일 먹고 있는 곡식이 알레르기를 일으키기도 한다.

근본적인 치료는 아니지만, 알레르기를 예방하고 악화를 막는 가장 손쉬운 방법으로는 이러한 항원을 일차적으로 피하는 것이다. 그리고 늘 몸이 피곤하지 않고 건강할 수 있도록 기초체력을 다져주는 것도 아주 좋은 방법이다.

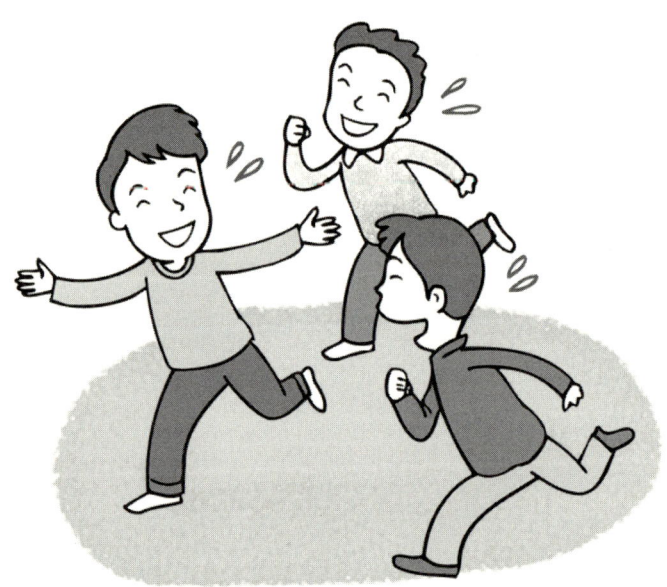

16

알레르기 환자에 대한 당부

사실 알레르기질환은 한 번 발생하면 치료하기 어렵다고들 알려져 있다. 그것은 아마도 알레르기 발생 원인을 면역력 저하로 보거나 알레르기를 유발하는 항원에서 찾으려고 하는 잘못된 인식에서 연유된다고 보면 된다.

그러나 정확하게 알레르기질환의 발생 원인인 영기와 위기의 불균형을 조절할 수 있는 '삼초마그마 원리 및 요법'으로 치료한다면 근원적인 치료에 접근할 수 있으니 이제는 생각을 바꾸자. 근본적인 발생 원인인 내 몸의 변화를 찾는 쪽으로 접근을 한다면 분명 치료의 해답이 있을 것이다.

허열의 문제로 발생하는 질환은 코질환 외에도 다양하다. 하지만 여기서는 주로 코와 관련된 허열성 알레르기질환에 대하여 언급하려고 한다. 허열로 인한 코질환에는 여러 질환이 있다. 대표적인 질환이 알레르기성비염, 비후성비염, 축농증인 만성부비동염이다.

따라서 지금부터 허열로 인한 코질환인 알레르기성비염, 비후성비염, 만성부비동염에 대해서 알아보도록 하자.

03

알레르기성비염, 비후성비염, 만성부비동염의
코질환 3인방

01

알레르기성비염 치료에서 예방까지~

알레르기성비염의 정의

비염鼻炎은 코 안의 점막에 생겨나는 염증을 말한다. 알레르기성비염allergic rhinitis이라 함은 어떠한 원인에 의하여 코 점막에 반복적으로 염증이 발생하는 질환을 일컫는다. 조금 더 전문적인 용어를 사용하여 설명하자면, 알레르겐(먼지·꽃가루·동물의 털 따위)을 콧속에 흡입함으로써 생기는 비염을 알레르기성비염이라고 한다.

비염은 발생하는 부위와 원인에 따라 여러 가지로 구분할 수 있다. 비염의 종류에는 일반적으로 알려진 감기의 급성비염, 급성비염이 오랫동안 지속되어 발생하는 만성비염, 그리고 여기에 주로 다루게 될 알레르기성비염, 단순위축성비염이 있다.

알레르기성비염은 다른 비염과는 쉽게 구별된다. 하지만 알레르기성비염을 유발하는 과정이 단순하게 나뉘어져 있지 않기 때문에 다양한 원인에서 출발하여 알레르기성비염으로 간다.

알레르기성비염의 원인

알레르기성비염의 원인이 무엇인가에 대해서는 많은 이론들이 있다. 그럼에도 불구하고 현재 알레르기성비염을 명확하게 설명하고 치료할 수 있는 이론은 없다. 그래서 대부분의 치료법은 증상을 조금 완화시키는 정도에 그치고 있다.

알레르기성비염을 근본적으로 치료하기 위해서는 알레르기성비염의 근원적인 원인을 이해하여야 한다. 그러면서 근원적인 원인을 수정할 수 있는 방법으로 치료법을 구사하면 알레르기성비염은 치료될 수 있다.

알레르기성비염의 근원적인 원인에 대해서 알아보자.

예를 들어, 급성비염은 주로 외사인 감기에 의해 생긴다. 이러한 급성비염이 만성비염화 되는 과정 중에도 알레르기성비염이 발생할 수 있다. 그러나 급성비염이 알레르기성비염의 근원적인 원인은 아니다. 급성비염은 알레르기성비염의 유발요인은 될 수 있지만, 근원요인은 아니라는 의미다.

알레르기성비염의 근원적인 원인은 어떠한 요인에 의해서 코 점막에 허열이 발생하는 것이다. 코 점막에 허열을 일으킬 수 있는 요인은 다양하다. 그러나 어떠한 요인에 의해서 생기든 코점막에 허열이 발생하게 되며, 이것이 알레르기성비염이 되는 것이다.

알레르기성비염과 열

알레르기성비염은 열熱에 의해서 발생하는 질환이다. 하지만 그것은 실열實熱이 아니라 허열虛熱에 의한 질환이다. 알레르기성비염을 일부에서는 실열의 개념으로 이해하고, 실열의 개념으로 치료한다. 알레르기성비염에 대한 양방적 이해도 이와 별반 다를 것이 없다.

하지만 알레르기성비염은 허열에서 비롯되는 질환이다. 허열은 허해서 생기는 열이다. 우리 몸의 방어를 담당하는 위기와 영양을 담당하는 영기의 불균형으로 인해, 상대적으로 위기가 영기에 비해 많아짐으로써 생겨나는 열이 허열이다. 이러한 허열이 코점막에 침착되어서 반복적으로 염증을 일으킴으로써 알레르기성비염이 된다. 알레르기성비염의 증상 중 진하지 않고 맑은 콧물은 허열의 전형적인 증상이며, 코 점막이 붉지 않고 하얀 것도 허열의 전형적인 증상이라고 보면 된다.

알레르기성비염과 면역

일부에서는 알레르기성비염의 원인을 면역력 저하로 보고 있다. 그러나 알레르기성비염은 면역력 저하가 아니다. 또 다른 일부에서는 알레르기성비염의 원인을 면역력 항진으로 보고 있다. 그러나 알레르기성비염은 면역력 항진이 아니다.

알레르기성비염을 단순히 면역력과 연관시켜서 '그것이 면역력 저하에서 온 것이냐, 면역력 항진에서 온 것이냐?' 하는 식으로 단순하게 접근하는 것은 상당히 위험하다.

면역에는 세포성면역과 체액성면역이 있다. 세포성면역과 체액성면역은 상호 작용한다. 또한 세포성면역 중에서도 과립구와 림프구는 상호 작용한다. 따라서 단순하게 알레르기성비염을 면역력 저하, 면역력 항진의 개념으로 접근하면 안 된다. 오히려 알레르기성비염은 면역력 부조화 상태에서 비롯된다.

알레르기성비염과 한담

알레르기성비염은 한담의 증상을 보인다. 여기서의 담은 우리가 일반적으로 삐끗해서 결리는 상황에서의 담을 의미하는 것이 아니라 우리 몸의 여러 가지 기혈의 흐름, 음양의 조절 등의 기전을 통해서 형성된 생리적인 물질, 병리적인 물질을 의미한다. 그 중에서도 열에 의해서 형성된 끈적끈적한 진액을 열담, 한에 의해서 형성된 맑은 진액을 한담이라고 한다.

따라서 알레르기성비염의 맑은 콧물은 대표적인 한담이다. 단, 주의하여야 할 점은 알레르기성비염이 발생한 처음부터 담이 형성되는 것은 아니라는 것이다. 즉, 맑은 콧물은 허열에 의해서 형성된 한담으로, 알레르기성비염 치료에 있어서는 한담을 치료하는 것이 주목표가 아니라 허열을 치료하는 과정 속에서 자연스럽게 한담의 맑은 콧물은 사라지게 되는 것이다.

그러니, 한담과 열담의 조절은 알레르기성비염이 어느 정도 진행된 상태인 경우에 주로 치료의 포인트로 설정된다.

알레르기성비염의 증상

알레르기성비염의 3대 증상은 콧물, 코막힘, 재채기이다. 알레르기

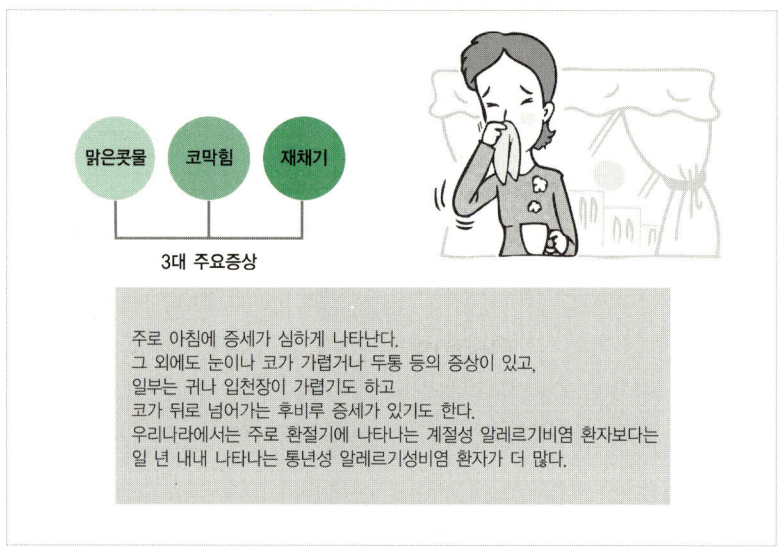

:: **알레르기성비염의 증상**

성비염의 코 점막은 맑고 흰색으로 부풀어 있는 경우가 많다.

알레르기성비염의 콧물은 연하고 맑은 콧물이다. 만약 짙고 탁한 콧물이 나온다면 알레르기성비염이 아닐 가능성이 높다.

알레르기성비염의 코막힘은 주로 맑은 콧물이 많이 나옴으로써 발생하는 코막힘이다. 코막힘에는 다양한 원인이 있는데, 알레르기성비염의 코막힘은 주로 맑은 콧물이 많이 나와 통기로의 출입을 막음으로써 발생하게 된다. 만약 콧물을 배출시켰음에도 불구하고 코막힘이 지속된다면 알레르기성비염이 아닐 가능성이 높다.

알레르기성비염의 가려움 부위는 주로 눈, 입천장, 귀 부분이 대부분이다. 주로 점액이 분비되는 곳에서 가려움의 반응이 나타나게 된다.

하루 중에서 알레르기성비염의 증상이 주로 심하게 나타나는 시간

대는 새벽이나 아침이다.

일 년 중에서 알레르기성비염의 증상이 심하게 나타나는 시기는 주로 꽃가루나 낙엽에 민감한 4~5월이나 9~10월이다.

이렇게 특정 계절에만 발작이 일어나는 것을 계절성알레르기라 한다. 이에 반해서 일 년 내내 일어나는 것을 통년성알레르기라 한다. 이는 주로 먼지, 진드기, 음식물이 원인인 경우가 많다.

알레르기성비염의 증상을 치료하지 않으면 알레르기 행진을 통해 다른 알레르기질환으로 옮겨가게 되며, 이것이 더 심해지면 아토피 증상을 보이게 된다.

알레르기성비염의 3대 증상 발현 이유

알레르기성비염은 위기와 영기의 부조화에 의해서 위기가 영기보다 많아짐으로써 허열이 발생한 상태다. 이러한 허열이 코 점막에 증상을 보이는 것이 알레르기성비염이다.

알레르기성비염의 가장 대표적인 증상 3가지는 재채기, 콧물, 코막힘이다.

콧물은 위기가 영기에 비해서 일시적·상대적으로 많아짐으로써 위기를 밖으로 배출하려고 하는 상황이다.

코막힘은 밖으로 빠져 나온 위기가 코점막 내에서 부풀어 올라 비강 내로의 공기 흐름을 방해함으로써 생겨나는 증상이다.

재채기는 알레르기성비염의 요인인 사기의 자극에 대한 풍열의 일차적인 반응으로, 이를 밖으로 해소하기 위한 적극적인 우리 몸의 반응이라고 보면 된다.

알레르기성비염 증상의 개별성

알레르기성비염의 원인이 허열이라 하더라도 허열이 일으키는 증상은 사람에 따라서 조금씩 달라지게 된다. 어떤 경우에는 콧물이 너무 심해서 줄줄 흘러내린다고 호소하기도 하며, 어떤 경우에는 콧물보다는 코막힘이 너무 심해서 코가 꽉 막혀 숨을 쉴 수 없다고 하기도 한다. 어떤 경우에는 재채기가 심해서 너무 힘들다 하기도 하고, 또 어떤 경우에는 콧물, 코막힘, 재채기와 같은 증상은 없는데 가려움이 너무 심하다고 호소하기도 한다.

알레르기성비염의 심각성

알레르기성비염은 여러 측면에서 아이들의 성장을 방해하게 된다. 알레르기성비염은 아이들 몸의 신진대사에 장애를 일으켜서 영양분이 제대로 흡수되지 못하게 하기도 하고, 깊은 수면을 방해하기도 하기 때문에 어린 나이에 알레르기성비염에 걸리는 경우에는 또래에 비해서 키가 작은 경우가 많다.

또 조금 더 근원적으로 들어가자면 알레르기성비염의 발생 원인과 성장부진의 원인이 비슷한 뿌리를 두고 출발하기도 하므로 알레르기성비염은 성장이 잘 이루어지지 않는 하나의 요인이 되기도 한다.

따라서 알레르기성비염은 반드시 고쳐야 한다. 그 이유는 많다.

- 아이들의 집중력이 떨어져 학습효율이 떨어진다.
- 아이들의 성장에 방해를 준다.

아이가 잘 자라기 위해서는 주로 잠을 잘 자야 하는데, 알레르기성비염이 있는 경우에는 호흡이 시원하지 않아 잠을 제대로 이룰

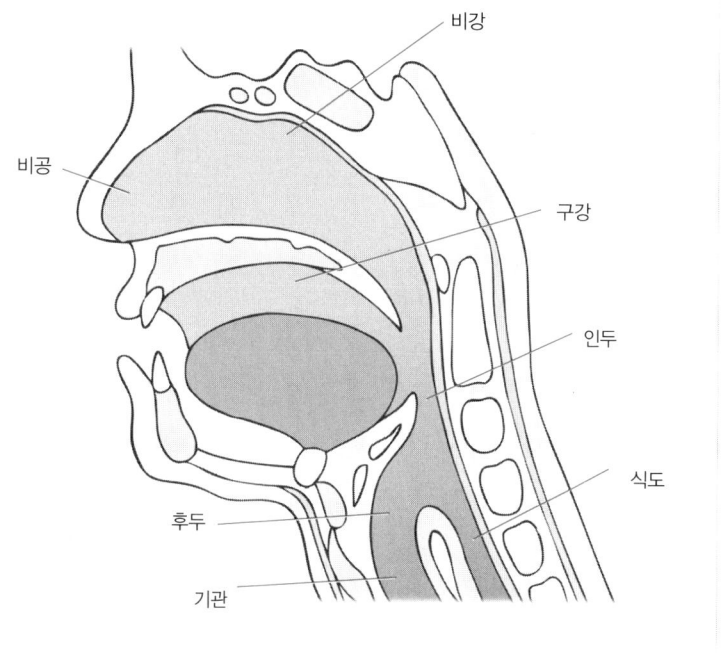

:: **인후두의 구조**

수가 없다. 더구나 잠을 자도 충분히 잔 것 같다는 느낌을 주지 않고, 찜찜하다는 느낌을 받을 수도 있다.

- 아이들이 코로 숨을 쉬지 않고, 입을 벌리고 잘 수도 있으므로 다른 감염에 쉽게 노출된다.
- 어른들의 경우 집중력이 떨어져 업무 효율이 떨어진다.

특히 알레르기성비염을 오랫동안 방치하면 더 악화되어서 아토피로 진행이 되는 등 좋지 않은 결과를 초래한다. 치료 기간도 마찬가지다. 알레르기성비염의 진행이 오래되면 치료 기간이 길어져 힘드니, 하루라도 빨리 근본적인 치료를 하는 것이 좋다.

알레르기성비염의 반복성

사실 알레르기질환은 한 번 발생하면 치료하기 어렵다고들 알려져 있다. 이는 아마도 알레르기 발생 원인을 면역력 저하나, 알레르기 유발 항원에서 찾으려고 하는 잘못된 인식에서 비롯된다고 보면 된다.

알레르기성비염의 발생 원인을 면역력 저하로 인식하다 보니 면역력을 무작정 높이려고 한다든지, 알레르기성비염 발생 원인을 유발항원으로 잘못 인식하다 보니 항원을 회피하는 소극적인 치료에 멈춤으로써 그 사이에는 알레르기성비염에 대한 근본적인 치료가 이루어질 수 없었다.

그러다 보니 알레르기성비염의 경우 콧물, 코막힘, 재채기에 대한 증상 완화에 치료 초점이 맞추어지고 그것은 결국 매번 반복될 수밖에 없는 상황에 이르렀다.

알레르기성비염의 합병증

알레르기질환들의 가장 큰 문제점은 그냥 방치하거나 잘못 치료하면 다른 알레르기질환을 동반하는 등 합병증의 위험이 높다는 데 있다. 또 알레르기를 그대로 방치하면 아토피로 악화될 가능성도 높다.

알레르기성비염이 악화돼 아토피성비염으로 바뀌고, 알레르기성천식이 악화돼서 아토피성천식으로 변하고, 또 알레르기성피부염이 악화돼 아토피성피부염으로 되기도 한다. 이렇게 악화된 아토피질환은 알레르기질환이 있을 때 나타나는 증상보다 심한 고통을 준다. 더구나 아토피로 진행된 질환은 알레르기질환을 치료하는 것보다 많은 노력과 시간이 필요하다. 그러므로 알레르기는 증상이 가벼울 때 치료하는 것이 훨씬 쉽다.

알레르기성비염의 진단 기준

알레르기성비염을 가진 사람들 중에는 눈이 빨개지면서 알레르기성결막염을 앓는다거나 머리가 무거워 집중이 잘 안 된다고 호소하는 경우가 있지만, 그러한 증상을 보인다고 해서 다 알레르기성비염은 아니다. 알레르기성비염이란 기본적으로 콧물, 코막힘, 재채기의 3대 증상을 동반한 상태에서 다른 제반 증상을 보이는 경우라고 봐야 한다.

그럼 여기서 알레르기성비염의 자가판단기준을 잠깐 살펴보자.

01. 코를 자주 비비거나 후빈다.
02. 눈을 자주 깜박거리거나 비비는 경향이 있다.
03. 코를 훌쩍거린다.
04. 항상 코막힘 증상이 있다.
05. 자주 입을 벌리고 있다.
06. 코 안쪽이나 눈 주위 또는 입천장에 가려운 증상이 있다.
07. 목 뒤로 콧물이 넘어간다.
08. 감기도 아닌데 자주 기침을 한다.
09. 감기를 달고 산다.

10. 눈 밑이 검푸르다.
11. 얼굴이 건조하고 버짐이 자주 핀다.
12. 피부가 건조하다.
13. 신경질적이다.
14. 아랫배가 항상 차다.
15. 산만하고 집중하는 시간이 짧다.
16. 머리가 자주 아프다.

※ 위의 16가지 항목 중
- 0-4개가 해당하면 알레르기성비염일 가능성은 적다.
- 5-10개에 해당하면 알레르기성비염일 가능성이 다소 있다.
- 11-16개가 해당하면 알레르기성비염일 가능성이 아주 높다.

알레르기성비염과 감기의 구별점

콧물, 코막힘 증상은 상기도 감염인 감기에도 흔히 나타나는 증상이다. 그래서 알레르기성비염을 앓는 초기에는 코감기로 오인하여서 잘못 치료하거나 치료를 게을리하다가 증상을 악화시키는 경우도 많다. 이와 더불어 감기를 치료하지 않거나 치료하여도 오랫동안 낫지 않아 알레르기성비염이 되는 경우도 많으니 꼭 감기와 알레르기성비염이 한순간에 명확하게 구분되는 것은 아니다.

알레르기성비염은 맑은 콧물 및 코막힘, 재채기가 대표적인 3대 증상이다. 이것은 우리가 자주 앓는 감기 증상과 너무도 흡사하다. 그래서 실제로 이러한 3가지의 증상만으로는 감기인지, 알레르기성비염인지 구분하기가 상당히 어렵다. 단, 몇 가지의 특징적인 증상을 기준으로 판단하면 약간 구분이 쉬워질 것이다. 이런 3대 증상이 며칠간 이상으로 지속된다거나, 가려움이 있다거나, 코 점막이 하얗다거나, 몸이 쑤시고 아픈 증상이 없다거나 한다면 알레르기성비염일 가능성이 높다.

알레르기성비염과 다른 비염의 차이점

알레르기성비염은 다른 비염과는 차이가 있다. 일반적인 비염의 점막은 약간 충혈되어 발그스름한 상태를 보이지만, 알레르기성비염의 코 점막은 주로 하얗게 되어 있다. 이것만으로도 일반적인 비염과 알레르기성비염의 염증 발생 기전이 다름을 알 수 있다. 이는 허열이 비점막에 침착된 상태이므로 비점막이 붉게 충혈되지 않고 하얗게 부어있다.

알레르기성비염을 제외한 대부분의 비염은 가렵지 않다. 일반적인 비염은 초기의 일정 시간을 제외하고는 거의 가려움이 없다. 그러나 알레르기성비염을 앓는 경우에는 콧물, 코막힘, 재채기 외에 가려움 때문에 더 힘겹다. 만약 가려움이 지속된다면 알레르기성비염일 가능성이 높다.

또한 알레르기성비염은 다른 종류의 비염과 다른 증상을 보인다. 예를 들어 알레르기성비염은 열나는 발열과 힘이 없는 쇠약감이 없다. 이는 위기와 영기의 불균형에 따른 허열이기 때문에 실제적으로 몸 안에서 체온의 상승을 유발하지는 않는다. 또한 쇠약감은 주로 위기의 부족에서 연유되는데, 알레르기성비염은 오히려 위기가 상대적으로 영기보다 많아진 상태로 쇠약감이 없다.

그러니 코 점막과 제반 증상을 세심하게 살피면 알레르기성비염과 일반 비염을 구분하는 데 도움이 된다.

알레르기성비염과 축농증

축농증은 알레르기성비염과는 달리 부비동이라고 하는 동굴에 생기는 염증이다. 알레르기성비염을 포함한 비염의 증상이 심해지면 염증이 다른 부위로 파급될 수 있기 때문에 축농증이 될 수도 있다. 단, 축농증과 알레르기성비염은 엄연히 다른 질병이며 증상이 다르기 때문에 축농증 증상에 대해 알아두는 것이 좋다.

축농증에 걸리면 우선 두통이 생기고 감기처럼 기침을 하기도 하며 콧물, 코막힘이 생긴다.

그러나 알레르기성비염과 다른 점은 맑은 콧물이 아니라 누런 콧물이 난다는 것이다. 또 빈번히 코피가 나며 후각이 감퇴하고 두통 및 집중력이 떨어지게 된다. 축농증 증상이 심해지면 중이염이나 기관지염이 생기기도 하는데, 이런 증상이 있다면 축농증을 한 번쯤 의심해 보아야 한다.

기존 알레르기성비염 치료의 한계성

대증치료를 받으면 잠깐 괜찮다가 다시 악화되면서 반복되는 이유

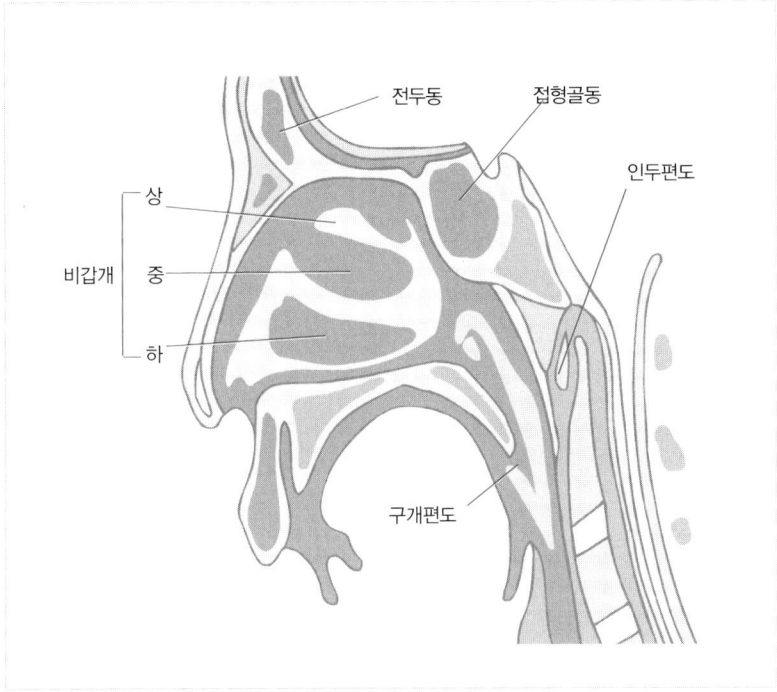

:: **비강과 부비동의 위치**

는 근본적인 치료를 하지 않았기 때문이다.

일반적으로 알레르기성비염을 치료하는 약물은 항히스타민제를 통하여 가려움을 억제하는 정도이며, 혈관수축제를 통하여 점막의 물질 배출을 억제시키는 것이 통상적이다. 이는 증상에만 매달린 치료로, 근본적으로 인체가 왜 그러한 물질을 배출할 수밖에 없는가 하는 물음에 대한 답은 될 수가 없다.

여태까지 대부분의 치료들은 알레르기성비염의 증상인 콧물, 코막힘, 재채기 등의 증상을 단순히 일시적으로 호전시키는 방향으로 진행

했기 때문에 치료를 받는 중에는 어느 정도 증상이 호전되는 듯하다가 다시 악화되는 상황을 반복적으로 겪게 되는 것이다.

대부분 알레르기성비염으로 치료를 받기 위해 내원하면 혈관수축제나 항히스타민제를 투여받게 된다. 혈관수축제는 일시적으로 코 점막의 부기를 빼줌으로써 호흡하기에 편안함을 느끼지만, 오히려 코 점막은 말라서 알레르기성비염의 정도는 심해지게 된다.

항히스타민제의 복용으로 가려움의 증상은 일시적으로 사라지지만, 약 효과가 떨어지면 다시금 찾아오기 마련이다.

알레르기성비염은 콧병이 아니다. 알레르기성비염은 우리의 면역능력의 변화에서 생기는 과민성이 코에 생기는 것에 불과하다. 따라서 알레르기성비염의 치료대상은 코뿐만이 아니다.

그럼에도 불구하고 기존의 알레르기성비염 치료는 코에만 한정되다 보니 일시적인 증상의 호진만 있을 뿐 지속적으로 호전되지 않는 것이다.

알레르기성비염의 치료

알레르기성비염의 발생 원인을 명확하게 이해하고, 이에 따른 치료약물을 구사하면 알레르기성비염의 증상은 호전을 보임과 동시에 치료된다.

알레르기성비염은 청열淸熱(열을 끄는) 치료만으로는 호전될 수 없다. 알레르기성비염의 근본적인 원인인 담痰도 같이 치료가 되어야 한다.

또한 알레르기성비염의 근본적인 치료를 위해서는 담과 더불어 허열의 발생을 차단하고, 이를 발생시키는 몸에 긍정적인 변화를 주어서 근본적으로 치료되도록 하여야 한다.

  알레르기성비염을 치료하기 위한 요법은 외부로 드러나는 증상인 콧물, 코막힘, 재채기, 가려움 등을 치료하기 위한 약물들과 몸의 변화를 유도하는 약물로 구성되어 있다. 폐의 밸런스를 맞추면서 몸의 긍정적인 변화를 유도하고 콧물의 발생을 치료하는 약물, 코막힘을 치료하는 약물, 재채기의 유발을 치료하는 약물, 가려움을 치료하는 약물 등이 주축을 이루면서 치료의 효율을 높이게 된다.

  즉, 알레르기성비염의 원인은 여러 장기의 부조화에 따른 코 점막의 허열虛熱이다. 알레르기성비염 요법은 코 점막의 허열을 일으키는 폐, 비, 간, 신의 여러 장부 기능을 조절함으로써 허열 발생을 치료할 수 있다. 더불어 치료 과정 중에 허열로부터 생성된 열담熱痰과 한담寒痰을 적절하게 처리하게 된다. 이렇게 하면 충분히 알레르기성비염으로부터 탈출할 수 있다.

알레르기성비염의 체질적 특성

  어디 다니러 가거나, 다녀온 이후로 어떤 사람은 장소가 바뀌고 나서 콧물, 재채기, 가려움 때문에 밤에 잠 한숨 못 잤다고 하기도 하고, 어떤 사람은 전혀 그러한 장소 변화에 반응을 보이지 않기도 한다. 이러한 이유는 알레르기성비염의 발생 원인을 가지고 있는 사람이 특정한 환경에 노출되면 알레르기로 인한 이상증세로 고생을 하기 때문이다.

  이렇게 다른 사람과 달리 환경의 변화에 민감하게 반응을 일으키는 것은 알레르기 소인을 가지고 있기 때문인데, 그 알레르기 소인은 체질적 원인에 의해서 발생하기도 한다.

허열이 발생하는 원인이 체질별로 차이를 나타내고, 이에 따라서 알레르기성비염의 증상이 어떤 사람은 콧물이 심하고, 어떤 사람은 재채기가 심하며, 어떤 사람은 또 다른 2차적인 증상을 호소하게 되는 것이다.

체질별로 허열을 발생시키는 원인은 다르다. 태양인의 경우에는 폐기와 간기의 불균형에 의해서 폐열이 발생하기 쉽다. 폐열이 위기와 영기의 불균형을 조장하게 되며, 이것이 알레르기성비염을 유발하게 된다.

소양인의 경우에는 흉격열에 의해서 위열이 발생하기 쉽다. 위열이 위기와 영기의 불균형을 조장하게 되며, 이것이 알레르기성비염을 유발하게 된다.

태음인의 경우에는 호산지기의 부족으로 간열이 발생하기 쉽다. 간열이 위기와 영기의 불균형을 조장하게 되며, 이것이 알레르기성비염을 유발하게 된다.

소음인의 경우에는 비위의 중기 부족으로 신열이 발생하기 쉽다. 신열이 위기와 영기의 불균형을 조장하게 되며, 이것이 알레르기성비염을 유발하게 된다.

알레르기성비염 치료와 체질 개선

일반적으로 '체질 개선'이라고 하면 체질이 바뀌는 것으로 생각하는 경향이 있다. 하지만 체질은 바뀌지 않는다. 같은 체질 내에서도 알레르기성비염을 앓을 수 있는 몸의 상태가 있고, 알레르기성비염을 앓지 않는 몸의 상태가 있다.

그러므로 체질 개선을 통해 알레르기성비염을 치료한다는 의미는 알레르기성비염을 앓지 않을 수 있는 몸의 상태로 변화시키면서 개선한다는 의미이지, 체질을 바꾼다는 의미가 아님을 이해해야 한다.

알레르기성비염 치료 경과 및 치료 기간

알레르기성비염 치료는 증상의 강도, 증상을 앓은 기간, 몸의 상태에 따른 건강성 등을 진단하여서 약물 복용에 따른 치료 경과 및 치료 기간이 결정된다.

첫째, 알레르기성비염을 앓고 있는 증상 정도에 따라서 치료 기간이 달라지게 된다.

알레르기성비염의 콧물, 코막힘, 재채기, 가려움 등의 제반 증상 정도가 가벼운 사람들은 몇 번의 치료로 증상의 호전을 볼 수 있지만, 증상이 심한 경우에는 여러 차례의 약물 복용을 통해서만이 근본적인 치료가 이루어질 수 있다.

둘째, 알레르기성비염을 앓은 시간에 따라 치료 기간이 달라지게 된다.

알레르기성비염 증상을 앓은 시간이 길어지면 당연히 약물 복용 기간도 길어져야 한다. 알레르기성비염을 오랫동안 앓은 만큼 우리 몸에서의 불균형 상태가 심각해져 있기 때문에 치료 기간도 길어지게 되는 것이다. 그래서 알레르기성비염을 앓아온 기간이 짧으면 짧을수록 빨리 치료될 수 있다.

셋째, 몸의 건강 상태에 따라 치료 기간이 달라지게 된다.

몸이 건강하다면 알레르기성비염의 치료 경과는 좋고, 치료 기간은 짧아지게 된다. 이에 반해서 몸이 건강하지 못하다면 알레르기성비염의 치료 경과는 좋지 못하고, 치료 기간도 조금 더 길어질 수밖에 없다.

이렇게 알레르기성비염을 치료하는 데 있어 치료 경과 및 치료 기간의 설정 중 중요한 기준은 비염의 증상 정도 및 앓은 기간, 몸의 건강성 등이다.

일반적으로 4주 단위를 1회로, 8회 정도의 약물 복용을 기준으로 하고 있다. 물론 알레르기성비염을 앓고 있는 증상의 정도라든지, 그 사이 앓아온 기간, 현재 몸의 상태 등을 충분히 고려하여야 하지만 가장 전형적으로 설정할 수 있는 시간은 8회 정도의 복용을 기본으로 하고 있다.

8회라고 하면 짧은 시간으로 느끼는 경우도 있을 것이며, 긴 시간으로 느껴질 수도 있을 것이다. 8회의 약물 복용은 증상 완화만을 위한 기간이 아니다. 증상의 완화 정도만을 위한 치료라면 1회 정도의 약물 복용만으로도 충분히 느낄 수 있다. 8회의 약물 복용은 증상뿐만 아니라 근원적인 치료를 위한 기간이다.

이 8회 복용의 의미는 허열의 발생 치료와 더불어 몸의 긍정적 변화를 주기 위한 최소 단위라고 보면 된다. 그래서 치료 기간이 종결되기 전에도 단계별로 약물 치료가 진행되면서 콧물, 코막힘, 재채기, 가려움 등의 증상은 당연히 완화되면서 치료가 지속적으로 이루어지게 되는 것이다.

그러다 보니 어떤 경우에는 복용 한 달만에 심하게 수년을 앓아오던 지긋지긋한 콧물, 코막힘, 가려움의 증상들이 50% 정도 사라졌다고 놀라워하는 경우도 생기게 되는 것이다.

하지만 이렇게 빠른 효과를 보이는 것이 모든 이들에게 적용될 수 있는 것은 아니니 너무 성급하게 생각하지 말고, 단계별로 적절한 치료를 받으면 차근차근 증상의 호전과 더불어 몸의 변화를 느끼게 된다.

알레르기성비염 치료 중의 감기 증상

알레르기성비염을 치료하는 중에 증상이 호전되다가 감기에 걸리기라도 하면 콧물, 코막힘, 재채기 등의 알레르기성비염과 비슷한 증상을 겪게 되는데, 이때 대부분의 경우에는 '다시금 알레르기성비염이 악화된 게 아닌가?' 하는 걱정들을 하게 된다.

당연히 걱정스러울 수밖에 없는 상황이다. '알레르기성비염을 낫게 하기 위해서 한약을 복용 중인데, 감기에 걸려서 이전에 앓았던 알레르기성비염과 흡사한 증상을 보이니, 낫지 않고 있는 것 아닌가?' 하는 의구심이 생기는 것은 너무도 당연하다.

그러나 걱정할 필요가 없다. 감기는 누구나 앓을 수 있다. 알레르기성비염이 없는 건강한 이들도 감기에 걸리면 콧물, 코막힘, 재채기의 증상을 보인다. 즉, 알레르기성비염을 앓고 있던 경우든, 앓지 않고 있던 경우든 감기에 걸리면 콧물, 코막힘, 재채기의 증상을 동일하게 보이게 되는 것이다.

또한 알레르기성비염을 근본적으로 치료를 받고 있든, 대증적으로 치료를 받고 있든 상관없이 감기에 걸리면 콧물, 코막힘, 재채기의 증상을 동일하게 보이게 되는 것이다.

단, 알레르기성비염이 있는 경우 감기에 걸리게 되면 기존 알레르기성비염의 증상과 더불어서 감기 증상이 겹쳐 나타나니까 증상이 더 악화된 양상처럼 보이게 되는 것이다.

그러나 여기서 우리는 조금 구분을 해서 이해하여야 한다. 알레르기성비염 치료 중에 감기에 걸렸을 때 나타나는 콧물, 코막힘, 재채기의 증상을 어떻게 이해할 것인가에 대한 논의에 집중해서 얘기를 해보자.

먼저, 받고 있는 알레르기성비염 치료가 근본적인 원인을 치료하는 방법인지, 아니면 대증적인 증상을 치료하는 방법인지에 따라서 드러나는 감기 증상을 다르게 이해해야 한다.

만약 근본적인 알레르기성비염 치료를 받고 있다면 중간에 드러나는 콧물, 코막힘, 재채기는 감기에 따른 증상으로 보아야 하며, 그 감기의 증상이 나아지면 다시금 알레르기성비염 치료는 호전되는 방향으로 진행한다.

또한 알레르기성비염의 허열 발생을 근본적으로 치료하는 경우에는 치료 중에 감기에 걸리더라도 근본적인 치료 이전에 보이던 감기 증상과는 조금씩 차이가 생기는 것을 느끼게 된다. 근본적인 알레르기성비염 치료 전에는 감기에 한 번 걸리면 오랫동안 낫지 않았던 것에 비해서 감기 앓는 시간이 짧아진다든지, 아니면 한 번 걸리면 심하게 앓았던 것에 비해서 감기 증상이 약하게 나타나든지 하는 것을 느끼게 된다.

즉, 근본적인 치료를 받다가 감기에 걸려도 감기 증상이 예전에 비해서 빈도나 강도 면에서 심하지 않으니 감기에 걸렸다고 크게 걱정할 필요는 없다.

단, 근본적인 알레르기성비염 치료라고 하더라도 중간에 감기에 걸리는 횟수가 잦아지거나 강도가 심해지면 근본적인 알레르기성비염 치료에도 많은 방해를 주게 된다. 즉, 치료 경과가 좋지 않거나 치료기간이 길어질 수 있으니 되도록 치료 중에는 감기에 걸리지 않도록 주의하는 것이 좋다.

감기를 오랫동안 앓아서 알레르기성비염이 되는 경우도 있으므로 감기는 되도록 걸리지 않도록 해야 한다. 만약 감기에 걸렸다면 감기 치료에 집중해서 빠른 시간 내에 감기 치료를 해야 한다.

만약 대증적인 알레르기성비염 치료를 받고 있다면 중간에 드러나는 콧물, 코막힘, 재채기는 감기에 따른 증상 이외에도 알레르기성비염의 증상과 겹치게 되므로 더욱 심해지게 된다. 더구나 콧물, 코막힘, 재채기의 감기가 어느 정도 나았다 하더라도 기존 알레르기성비염 증상으로 인해서 감기가 남아 있는 것처럼 콧물, 코막힘, 재채기의 증상이 미적거리고 잘 낫지 않는 패턴을 보이게 된다.

이렇게 보면 알레르기성비염 치료 중에 감기에 걸렸을 때 알레르기성비염이 더 악화되는가의 여부는 어떠한 알레르기성비염 치료를 받는가에 따라서 달라지게 된다.

즉, 알레르기성비염의 증상뿐만 아니라 근본 원인을 제거하는 치료를 받고 있다면 치료 중에 걸리는 감기는 일시적으로 치료 경과나 치료 기간에 부정적인 영향을 미치지만 근원적인 치료는 지속되고 있기 때문에 크게 걱정할 필요는 없다.

그러나 알레르기성비염의 증상만을 완화시키는 대증치료를 받고 있다면 치료 중에 걸리는 감기가 다시금 비염을 더 악화시킬 수도 있으므로 부정적으로 작용하게 된다.

알레르기성비염의 관리

똑같이 시골집에 다녀왔음에도 불구하고 어떤 사람은 장소가 바뀌고 나서 가렵고 콧물, 재채기 때문에 밤에 잠 한숨 못 잤다고 하는 경우가 있고, 어떤 사람은 전혀 그러한 장소 변화에 반응을 보이지 않기도 한다.

체질적으로 알레르기성비염의 발생 원인을 가지고 있는 사람이 특정한 환경에 노출되면 알레르기로 인한 이상증세로 고생을 하게 된다. 따라서 스스로의 몸 상태, 체질을 정확히 이해할 필요가 있다.

알레르기성비염을 유발하는 원인은 다양하다. 유전적 요인 외에도 폐 기능의 저하 등 알레르기에 예민한 신체적 특질 등이 원인으로 작용하기도 한다. 또한 외부 환경도 알레르기성비염을 유발할 수 있다.

따라서 항상 주변 환경을 청결하고 깨끗하게 유지하며, 공기 정화도 자주 시키고, 집먼지 진드기가 서식할 수 있는 카펫, 친 등은 가급적 사용을 안 한다거나, 자주 소독하고 세척해 주면 도움이 된다. 그리고 차가운 환경에 노출되면 알레르기 증상이 악화되니 몸을 항상 따뜻하게 유지해야 한다.

이외에도 체질 개선을 위한 운동요법, 식이요법, 콧물이나 재채기 등을 관리할 수 있는 여러 방법 등도 도움이 된다.

알레르기성비염 환자에 대한 당부

알레르기성비염은 참으로 힘든 질환이다. 끊임없이 흐르는 콧물, 머리가 멍하도록 갑갑한 코막힘, 쉴 새 없이 나오는 재채기, 비벼도 시원치 않은 가려움증. 참으로 답답하다.

알레르기성비염의 근본원인을 치료하고, 일상생활에서 적절하게 조절한다면 쉼 없이 흐르는 콧물, 꽉 막혀 숨쉬기조차 힘든 코막힘, 쉴 새 없이 쏟아지는 재채기, 비벼도 줄지 않는 가려움, 그 고통으로부터 벗어날 수 있으니 너무 실망하지 말고, 근본 원인 치료를 적극적으로 해보는 것이 좋다.

02
비후성비염 정체가 뭘까?

비염의 정의

비염은 말 그대로 코에 생긴 염증이다. 정확히는 코 안쪽 빈 공간인 비강의 표면, 즉 비점막에 생긴 염증성 병변을 비염이라고 한다.

비염의 구분

비염도 일종의 염증이므로 몇 가지 기준으로 구분될 수 있다. 예를 들어 위 점막에 생기는 염증을 위염이라 부른다. 위 점막에 생기는 위염이 급작스럽게 생겨난 것을 급성위염이라고 하고, 오랫동안 지속되는 것을 만성위염이라고 부른다.

마찬가지로 비염도 발생기간에 따라서는 급성비염과 만성비염으로 나눌 수 있다. 또한 만성비염은 병변의 상태와 증상에 따라 비후성비염 그리고 위축성비염으로 나눠 볼 수 있다.

만성비염

만성비염의 증상은 다양하게 나타난다. 그 가운데서도 코막힘이 가장 대표적이다. 만성비염 가운데서도 비후성비염은 코 점막이 부어서 코막힘이 생기고 콧물이 누렇게 입구를 막아 코를 풀어도 코가 잘 나오지도 않는다. 그리고 간혹 코가 목뒤로 넘어가기도 한다. 또, 머리는 무거운 느낌이 들기도 하고, 심하면 냄새도 잘 맡지 못하고 잘 때 코를 골기도 한다.

이에 비해서 위축성비염의 코막힘은 코 점막이 건조한 데서 생긴다. 실제로 위축성비염인 경우에는 코의 점막이나 뼈가 녹아서 위축되어 비강이 텅 비게 되는 데도 코막힘을 호소하는 경우가 많다.

위축성비염의 또 다른 큰 특징은 코에서 악취가 나고 코딱지가 자주 생기는 것이다. 코가 건조하니 코가 시리고 조인다고 호소하는 경우가 많은데 위축성비염의 증상 가운데 하나로 보면 된다.

이에 비해서 급성비염의 경우는 우리가 일반적으로 알고 있는 코감기와 거의 같은 증상이다. 콧속의 충혈과 함께 건조감이 느껴지고 발열, 재채기, 콧물이 주증상으로 일반 감기 중에서 코감기라 할 수 있다. 콧물은 처음에는 물처럼 맑다가 차츰 점성이 높은 것으로 변하고, 오랫동안 낫지 않고 심해지면 급기야 누런색의 농성이 된다. 이와 동시에 목의 통증, 기침, 가래, 발열, 두통, 쉰 목소리, 근육통 등의 증상이 나타나기도 한다.

만성비염의 유병률

미국의 경우 전 국민의 7분의 1정도가 비염을 앓는다고 한다. 우리나라에는 비염 환자의 통계가 정확히 밝혀지지 않았지만, 최근에는 우리나라에도 여러 가지 환경적 변화들 때문에 만성비염 환자가 많이 늘어나고 있는 추세다.

만성비염과 코막힘

코막힘은 만성비염의 대표적인 증상이다. 만성비염이 있는 경우에는 얼굴을 옆으로 돌리면 아래로 향해 있는 코가 막힌다. 그런 경우는 만성비염 중 특히 비후성비염 환자들에게 주로 많이 나타나게 된다. 중력 때문에 아래로 향한 코의 점막에 피가 몰려서 코가 막히는 것이다. 코막힘이 어떤 자세를 취할 경우에 주로 생기는지를 보고도 비염의 종류를 알 수 있다. 하지만 코막힘이 자세에 따라 달라지는 것은 비염의 종류를 이해하는 하나의 방법이니 정확한 것은 전문의의 의견을 따르는 것이 좋다.

만성비염의 심각성

비염을 오래 앓는 경우에는 "코가 막혀서 숨을 제대로 쉴 수 없다." "냄새를 전혀 맡질 못하겠다." "코를 조금만 만져도 코피가 난다."고 한다. 그러면서도 생활하는 데 불편하지만 잘 낫지 않을 것이라고 단정지으면서 '꼭 치료받을 필요가 있겠나?'라고 생각하는 경향이 있다.

하지만 만성비염은 호흡기질환을 유발하기도 하고, 면역력이 저하되는 원인이 되기도 한다. 또한 만성비염은 두통과 식욕부진을 일으키기도 하며, 오랫동안 낫지 않으면 만성피로나 학습장애의 원인이 된다. 또 부비동으로 염증이 번져 축농증을 일으키기도 하며, 오랫동안 앓게 되면 얼굴 형태가 아데노이드얼굴처럼 자신도 모르게 입을 '헤~' 벌려 약간 바보스럽게 바뀔 염려도 있다.

따라서 특히 성장기 아이들이 만성비염을 앓고 있는 경우에는 하루 빨리 치료하는 것이 좋다.

만성비염의 합병증

비염을 오랫동안 앓게 되면 기관지천식이나 중이염 같은 질환에도 잘 걸린다. 특히 증상이 심해진 만성비염 환자의 70% 정도가 축농증도 함께 앓을 정도로 오랫동안 치료하지 않으면 증상이 악화되면서 다른 질환을 동반하게 된다. 코에 이상이 생기면 잠을 잘 때 기도가 좁아져 호흡량이 많이 줄고 그로 인해 깊은 잠에 들지 못하게 된다. 또 적어진 호흡량 때문에 몸속의 산소가 부족해지면서 전신이 피로상태에 놓이

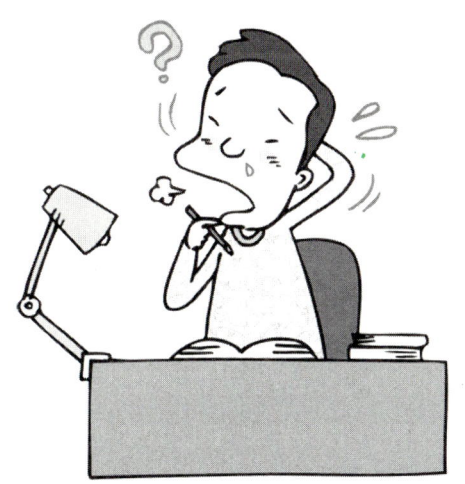

게 된다. 그래서 이튿날 오후가 되면 심한 피로감, 권태감, 의욕상실 등을 느끼게 된다. 즉, 만성피로의 원인이 되기도 한다.

또한 만성비염이 있는 어린이나 청소년들은 몸이 만성적인 산소부족 상태로 기억력과 집중력이 떨어지고 성격도 산만해진다. 물론 두통도 심해지게 되는데, 이런 학생들이 성인이 되면 고혈압이나 동맥경화, 관상동맥질환 같은 질환에 걸릴 위험도 높아진다. 더 심각한 건 어릴 때 자주 코막힘을 경험한 아이들은 입으로 숨을 쉬는 버릇이 생기게 되면서 편도에 이상이 생겨 아데노이드얼굴형으로 바뀔 염려도 있다.

만성비염의 원인

알레르기성비염은 허열에 의해서 생기는 반면, 만성비염은 주로 허열과 실열의 교차에 의해서 발생하게 된다. 실열은 풍한사의 사기나 다른 원인에 의해 급성비염이나 부비동염이 오랫동안 낫지 않아서 생기거나 반복해서 생길 때 발생한다. 주로 먼지나 습기가 많은 주위 환경 때문에 잘 발생한다.

비후성비염의 경우는 단순한 비염의 모든 원인들이 오랜 시간 동안 계속되거나 만성부비동염이 있을 때, 또는 점막수축제를 오랜 기간 사용했을 때 나타난다. 또한 비후성비염은 유전적인 원인으로도 나타날 수 있다.

위축성비염의 원인은 정확히 알려지진 않았지만, 내분비나 비타민 결핍이 있거나 비중격이라는 부위의 양 옆에 있는 콧살을 지나치게 절제했을 경우 나타나기도 한다.

만성비염 코막힘의 일시적 해소방안

근본적인 방법은 아니지만 코가 막혀 괴로울 때 임시로 코막힘을 풀어줄 수 있는 처치법이 있다. 코뼈와 위 코연골이 만나는 지점에서 코뼈를 따라 비중격이라고 하는 지점으로 쭉 내려오면 약간 움푹 들어가는 곳이 있다. 그 자리를 가볍게 눌러주거나, 움직여 주면 코가 시원해진다는 느낌을 받는다. 하지만 이 방법은 근본적인 치료는 아니고 임시방편으로 갑갑함을 풀어주기 위한 방법이다.

만성비염 환자에 대한 당부

감기와 비염은 참 구분하기 어렵다. 만약 감기를 자주 앓는다거나, 한 번 걸린 감기가 잘 낫지 않는다고 판단이 들면 비염이 아닌지를 의심해 보아야 한다. 비염이라면 그에 맞는 정확한 처방과 치료를 받아야 한다. 그래야 만성비염으로 옮겨가는 것을 막을 수 있다.

03

축농증(만성부비동염) 이기기 전략

축농증의 정의

축농증은 코막힘이나 콧물, 두통 등과 같이 증성은 비염과 비슷하지만 전혀 다른 질환이다. 비염과 부비동염의 가장 큰 차이점은 발생 위치가 다르다. 비염은 코 점막에 발생하는 염증이고, 부비동염은 부비동이라는 부위에 염증이 생기고 고름이 쌓여 생기는 질환으로 비염과는 차이가 난다.

엄밀히 말해서 축농증은 부비동염의 일종이다. 부비동염 중 만성부비동염이 주로 문제가 되고, 만성부비동염의 특징 중 하나가 누런 콧물로 농이 생겨 있어 농이 쌓여 있다는 의미의 '축농증'이라는 표현을 한다. 그러므로 축농증은 만성부비동염이라고 보면 된다.

축농증과 코의 구조

콧속은 겉모습과는 달리 미로와 같이 상당히 복잡한 구조를 가지고 있다. 콧속의 빈 공간은 비강과 부비동으로 구성돼 있다. 비강은 가운데 칸막이 뼈인 비중격, 바깥벽, 천장 그리고 바닥으로 나눌 수 있다. 바깥벽은 갑개라고 하는 구조물이 있어 공기의 흐름과 온도 및 습도를 조절하는 대표적인 부위다. 부비동은 코의 부속기관으로 동굴 같은 부위라 하여 이름 붙여졌다. 이마, 광대뼈, 눈 옆, 그리고 코 깊숙이 뇌 바로 아래쪽까지 한 쪽에 네 군데씩 모두 8군데가 있다. 부비동은 좁고 가느다란 길을 통해 콧속으로 연결돼 있다.

축농증 발생의 원인

콧구멍인 비강 주위에는 부비동이라고 부르는 공기 주머니가 있는데, 잇몸 위 관골 부위에 있는 상악동, 이마의 앞부분에 있는 전두동, 눈과 눈 사이의 사골동, 그리고 뇌 바로 아래에 있는 나비같이 생긴 접형동, 이렇게 네 개의 부비동이 있다. 이 부비동은 콧속과 좁은 통로를 통해서 연결돼 있으며, 이 통로를 통해서 환기가 되고 분비물을 배출하게 된다.

그런데 비염이나 비점막 부종 같은 감염으로 부비동 입구가 좁아지거나 막히게 되면 부비동 안에 분비물이 고이게 된다. 여기에 2차적으로 세균 감염이 일어나면서 축농증이 생기게 되는 것이다. 특히 4곳의 부비동 중 부비동염이 가장 많이 생기는 곳은 상악동이다.

부비동염은 급성과 만성의 두 가지 유형으로 나눌 수 있다. 급성부비동염은 대개 감기의 후기 합병증으로 발생한다. 만성부비동염은 급

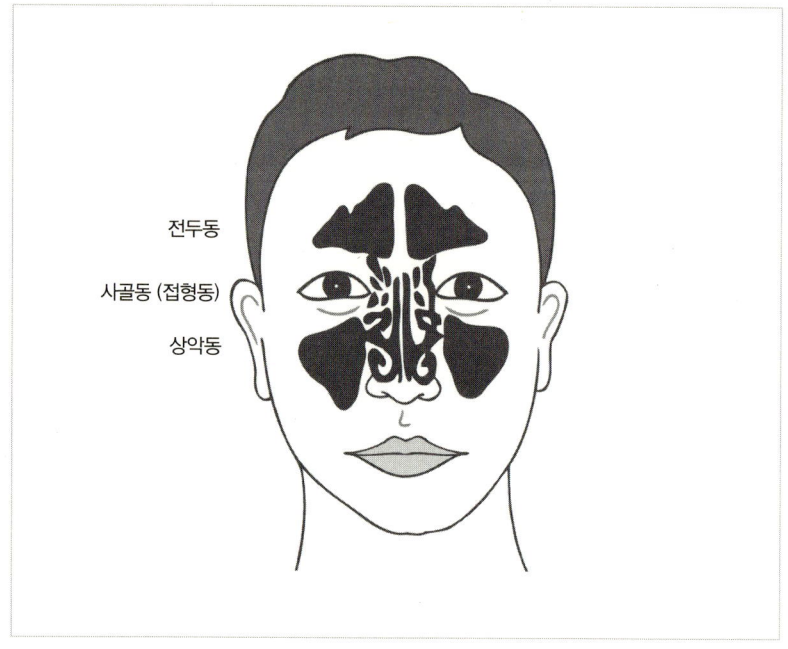

.. **부비강의 위치 및 구조**

성부비동염이 적절히 치료되지 않거나 급성 염증이 반복될 경우에 생긴다. 구조적 또는 생리적인 이상이 생겨 부비동 분비물이 잘 배설되지 않으면 세균 감염 및 염증이 발생하여 점막이 붓고, 이는 부비동의 작은 구멍을 더욱 폐쇄시켜 증상의 악순환을 초래한다.

축농증의 유병률

어느 대학병원에서 약 9천 명을 대상으로 한 조사결과를 보면 부비동염을 앓고 있거나 부비동염 위험에 노출돼 있는 사람은 조사 대상자 전체 가운데 약 12% 정도로 나왔다. 최근엔 오염된 먼지나 연기, 배기

가스 물질 때문에 부비동염도 비염처럼 발생률이 계속 높아지고 있는 추세다.

축농증의 증상

부비동염은 급성과 만성으로 나눠 볼 수 있다. 급성부비동염은 미열과 함께 코막힘이나 콧물이 나고 두통이나 기침이 있으며, 쉽게 피곤함을 느낀다. 또한 부비동인 코 주위에 통증이 있다.

만성부비동염은 흔히 축농증으로 알려져 있는데, 이 만성부비동염인 축농증의 증상은 누런 콧물이 특징이다. 코 뒤로 콧물이 넘어가기도 하며, 자주 코피가 나기도 한다. 더구나 증상이 심해지면 냄새 맡기가 힘들어지고 집중력도 떨어지게 된다. 또한 다른 부위로 염증이 번지면 중이염이나 기관지염까지 생기기도 한다.

축농증의 체질적 특성

축농증은 태음인이나 소양인에게 많다. 태음인은 비습한 체질이면서 호흡기가 약하다 보니 비강이나 부비동에 염증이 잘 생긴다.

소양인은 상초에 열이 많아 콧속 염증이 쉽게 발생해서 생긴다고 보아도 된다.

그러나 이렇게 태음인과 소양인에게 많다는 것은 상대적으로 태양인과 소음인에 비해서 많다는 의미에 지나지 않으며, 소음인과 태양인에게도 축농증은 발생한다. 즉, 엄밀하게는 체질적 특성이라고 이해하기보다는 체질 내에서 축농증이 잘 걸리는 몸의 상태가 있다고 이해하는 편이 훨씬 나을 듯하다.

축농증의 진단

코가 맹맹하다 싶어지면 비염이라든지, 축농증이라든지 임의대로 판단하는 경우가 많다. 그러나 임의적인 판단으로 잘못된 치료를 하면 안 되니, 조금 더 정확하게 축농증을 판단할 수 있는 방법을 참고하자.

다음의 문항 중 몇 가지에 해당하는지 한 번 체크해 보자.
01. 코막힘 증상이 늘 있다.
02. 콧물이 목구멍으로 넘어간다.
03. 누런색, 황록색의 콧물이 나온다.
04. 감기에 걸렸다 하면 10일 이상 지속된다.
05. 심하진 않지만 늘 가벼운 열이 있다.
06. 입이나 코에서 나쁜 냄새가 있다.
07. 윗니가 욱신욱신 통증이 있다.
08. 이유 없이 얼굴이 아프거나 눌리는 느낌이 든다.
09. 잦은 두통이 있다.

자, 다 체크하여 보자. 9가지 질문에 세 가지 이상이 체크되었다면 축농증을 의심해 볼 수 있다.

자가진단 결과 세 가지 이상이 나와서 병원에 가면 비강 내시경 검사나 비강 통기도 검사라고 해서 코막힘검사, 후각장애검사 그리고 엑스레이나 CT촬영을 통해서 축농증 검사를 하게 되면 조금 더 정확하게 축농증을 진단할 수 있다.

축농증과 코골이

코골이는 주로 잠자고 있거나 호흡할 때 코와 연구개, 목젖 그리고 주변의 부드러운 구조물을 진동시키면서 나는 소리다. 축농증에 걸리게 되면 편도선이나 아데노이드가 커져 숨구멍이 좁아지게 된다. 그렇게 되면 공기 소통이 원활하지 않아서 기도 주위에 있는 연한 조직들이 떨리면서 코를 골 수도 있게 된다. 코골이는 어린 아이에게도 나타나는데, 코골이가 아이에게 나타난다면 어른보다 심각하니 자녀가 코를 곤다면 빨리 치료를 받아야 한다.

축농증을 치료해야 하는 이유

축농증도 비염, 편도선염, 소아비만이나 변비, 설사, 편식 등과 같이 성장장애의 원인이 된다. 축농증은 코 점막을 자극하기 때문에 부종이나 충혈, 울혈 같은 증상이 함께 나타나 갑갑함 등을 유발하여 스트레스의 원인이 되기도 한다. 이러한 스트레스는 집중력을 약화시키고 두통 등을 일으키기도 한다. 따라서 축농증이 있으면 학습능력이 현저하게 떨어지게 된다.

또한 아이들은 상대적으로 부비동이 덜 발달해 콧물이 잘 고이고, 질병에 대한 저항력이 약하여 쉽게 콧물이 고여 썩는다. 그래서 아이들이 어른보다 감기도 잘 걸리고 축농증에도 잘 걸린다.

축농증의 치료

축농증의 치료는 두 가지 측면에서 동시에 이루어져야 한다. 기존에 부비동 안에 생긴 농을 제거하면서 부비동 안에 농이 더 이상 새롭게 생기지 않도록 하는 것이다. 만약 농의 발생을 차단하지 못하고 기존 농만 제거한다면 시간이 흐르면 다시금 농이 생기고 축농증은 재발하게 되는 것이다.

그러므로 농의 제거와 더불어 농이 더 이상 생기지 않도록 근원적인 치료를 병행하여야 한다. 즉, 부비동 안의 염증과 다시 발생하는 상태를 억제함으로써 재발을 막아야 근본적인 치료가 이루어지게 된다.

축농증의 재발 가능성

축농증은 부비동의 공기소통이 원활하지 않으면 생기기 때문에 코감기라도 걸리면 바로 반응이 온다. 그래서 아마도 축농증은 재발이 높다는 생각을 할 수밖에 없다. 그러나 외사의 감염에 의해 발생하는 축농증이든 내부의 문제에서 발생하는 축농증이든 근본 원인을 처리하면 재발의 가능성은 낮아지게 된다.

축농증의 관리

만성부비동염인 축농증을 근본적으로 치료하는 것이 좋지만 만약 여러 가지 여건상 치료하지 못하고 생활해야 한다면 아침, 저녁으로 세수할 때 식염수로 코 세척을 시행하는 것도 조금은 도움을 줄 수 있다. 식염수 물을 콧속으로 흘러 들어가게 하여 목으로 나오게 하고, 삼키지 말고 뱉는 방법으로 세척하면 코막힘을 어느 정도 해소할 수 있다. 그러나 습관적으로 하는 경우에는 오히려 해를 끼칠 수 있으니 점막에 손상을 주지 않으면서 과하지 않도록 주의하여야 한다.

축농증의 예방

만성부비동염인 축농증을 예방하기 위해서는 감기에 걸리지 않도록 하는 것이 중요하다. 만약 급성부비동염 증상이 있다면 적절한 치료를 시행하여 만성으로 이행되지 않도록 하는 것도 중요하다.

축농증 환자에 대한 당부

아침 저녁으로 일교차가 심하고, 황사도 날리는 날씨에는 대개 방문을 꼭꼭 닫고 지내서 방안 공기의 환기가 제대로 되지 않을 수도 있다. 그러다 보면 실내 공기가 더 건조해져서 코막힘이 심해진다. 실내온도는 20~25도, 습도는 50~60% 정도를 유지하도록 하는 것이 좋다. 코가 막혔을 땐 강하게 풀지 않도록 하며, 코를 풀 경우에는 한쪽씩 번갈아 가며 푸는 것이 좋다.

축농증의 고통으로부터 벗어나기 위해서는 정확한 진단을 받아서 근원적인 치료를 받는 것이 무엇보다 중요하다.

인간에서 삼초의 역할과 지구에서 마그마의 역할은 거의 흡사하다. 지구가 마그마의 생성과 흐름에 의해서 지구 내부의 열 온도의 불균형을 조절하여 적정의 온도를 유지하면서 지구라는 생명체를 유지하듯, 인간의 몸도 기를 주관하는 삼초에 의해서 내부의 열 온도의 불균형을 조절하여 적정 온도를 유지하면서 건강한 생명을 영위하게 되는 것이다.

04

알레르기성비염, 비후성비염, 만성부비동염 다스리는
'삼초마그마'의 비밀

01

비염이
낫지 않는다고 믿는 건
편견일 뿐!

    알레르기성비염, 비후성비염, 만성부비동염은 치료되지 않는다고 알려져 있다. 그래서 그냥 항히스타민제제나 스테로이드, 아니면 일명 '칙칙이'라 불리는 혈관 수축제의 사용으로 콧물, 코막힘, 재채기의 증상만 조금 완화시킨다. 다시금 증상이 나타나거나 심해지면 이 치료를 반복하는 정도에서 그친다. 그렇게 알레르기성비염, 비후성비염, 만성부비동염은 한 번 발생하면 평생 고생하며 가지고 가야 할 질환으로 알려져 있다.

    그러나 이렇게 알려진 사실과 달리 알레르기성비염, 비후성비염, 만성부비동염은 치료가 가능하다. 그동안에 알레르기성비염, 비후성비염, 만성부비동염의 치료가 증상의 완화에만 그친 이유는 이러한 질환들이 코 점막이나 부비동에 나타나는 증상으로만 이해하였기 때문이다.

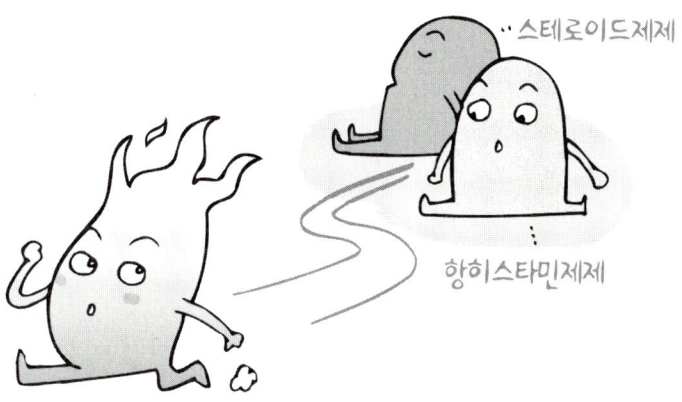

물론 '비염'이라 함은 말 그대로 코 점막에 염증이 있다는 의미다. 만성적으로 코 점막에 문제가 생겨서 발생하는 것은 맞다. 또한 부비동염이란 부비동이라는 동굴에 생긴 염증이 맞다. 하지만 알레르기성비염, 비후성비염, 만성부비동염은 증상이 드러난 곳이 코 점막과 부비동이라는 장소일 뿐이며, 그 병의 근본적인 원인은 여러 장기의 불균형에 의한 '영기와 위기의 불균형에 따른 허열'이다.

영기와 위기의 불균형에 따른 허열이 조절되고, 생활상에서 허열을 발생시킬 수 있는 여러 가지 좋지 않은 식생활이나 주변 환경 등을 조절하면 알레르기성비염, 비후성비염, 만성부비동염은 충분히 치료될 수 있다.

02

비염을
치료하는 원리
"뭘까?"

지금부터 알레르기성비염을 치료하는 알비요법, 비후성비염을 치료하는 비비요법, 축농중인 만성부비동염을 치료하는 축비요법의 원리는 무엇인지 살펴보도록 하자.

"원장님, 저는 열이 많아요."

몸에 열이 많아서 조금만 더워도 땀을 흘리고, 저녁에 잘 때 창문을 활짝 열어두고 자야 잠이 잘 온다고 하면서 스스로 열이 많다고 하는 분들의 말씀이다.

"원장님, 저는 손발이 얼음장처럼 차가운데 몸이 냉해서 그런 거지요?"

추위를 타고 아랫배가 시리고 차가운 음식만 먹으면 바로 화장실에 가야 하고, 누군가와 악수를 하면 상대방이 너무 놀란다고 하시면서 스스로 차다고 하는 분들의 말씀이다.

이렇게 많은 이들이 스스로 '열이 많다', '차다' 라는 표현을 한다.

그러다 보니 이렇게 스스로 '열이 많다 혹은 차다' 라는 개념으로 알레르기성비염·비후성비염·만성부비동염을 이해하는 경향이 있다.

"저는 아마도 열이 많아서 그런지 머리에 땀도 많고… 그래서 비염이 생긴 것 같습니다."라고 한다.

"저는 추위를 많이 타고, 손발이 차고 맑은 콧물이 줄줄 나고, 날이 추워지면 더 심해지는 게 아마도 몸이 차서 그런 것 같습니다."라고 한다.

과연 그럴까? '열이 많다, 차다' 라는 표현은 무엇을 의미하며, 구체적으로 어떠한 현상인지 살펴보도록 하자. 이를 알기 위해서는 우리는 먼저 한열에 대해서 알아야 한다.

03
한열을 알면 비염을 고칠 수 있다

한열寒熱이란?

차가울 한寒, 뜨거울 열熱. 차갑고 뜨거움을 모르는 사람이 있을까?

물론 외부적으로 차갑고 뜨거움은 우리의 감각으로 금방 알 수 있다. 그러나 문제는 몸의 장부에서의 뜨거움과 차가움이라는 한열을 파악하기란 쉽지 않다는 것이다. 더구나 한열이라는 현상을 잘못 이해하고, 이를 잘못 치료하게 되면 치료가 되지 않거나 증상의 악화를 가져올 수 있다. 그렇게 한열은 아주 중요한 요소임에도 불구하고 쉽게 이해되기 어려운 용어다.

차갑다. 어떻게 차갑다는 말인가?

뜨겁다. 어떻게 뜨겁다는 말인가?

한열은 기氣의 성질을 얘기하고자 함이 아니다. 한열은 혈血의 성질을 얘기하고자 함이다. 그러나 혈은 혼자서는 현상을 드러낼 수 없다.

즉, 혈血은 정精·기氣·신神의 3보寶에 의해서만 현상을 드러낼 수 있다. 따라서 혈의 한열을 살펴보면 정기신 3보의 상황을 알 수 있다. 그 정도로 혈의 한열은 아주 중요하다.

또, 혈의 한열은 기의 성질과 맞물려서 허실의 현상을 보이게 된다. 열증에는 허열과 실열이 있다. 물론 한증에도 허한과 실한이 있다. 이렇듯 혈의 한열이 정기신과 맞물리게 되면 다양한 현상을 보이게 된다. 더구나 혈의 한열이 오장육부, 경락 등과 맞물리게 되면 더욱 복잡하고 다양한 증상을 보이게 됨으로써 실제 임상에서는 이를 구분하고 판단하기가 여간 어려운 것이 아니다.

앞에서도 언급했지만 혈의 한열을 정확하게 구분하지 않고 치료하게 되면 증상이 치료되지 않거나 악화된다고 했다. 더구나 여기에 허열과 실열, 허한과 실한을 구분하지 않는다면 치료는 더욱 어렵게 될 것이다.

특히 여기에 표열과 이열, 표한과 이한을 구분하지 않는다면 치료는 더욱 복잡하게 될 것이며, 또한 여기에 음열과 양열, 음한과 양한을 구분하지 않는다면 치료는 더욱 난해하게 될 것이다.

한열의 연속성

한열은 극단적인 단면만 보이지 않는다. 부분적으로 섞여 있으면서 다양한 모습을 보이게 된다.

한열은 혈에 의해서 드러나는 현상으로 생명체에게 나타나는 대표적인 증상이다. 즉, 한열에 의해서 생명 본질의 이면 상태를 확인할 수 있다.

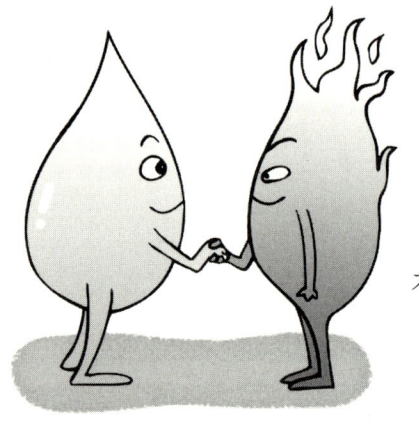

한열의 증상을 일으키는 요소는 정기신이다. 혈 스스로 한열의 증상을 일으키기도 하지만, 주로 정기신의 변화에 의해서 한열의 증상이 드러나게 된다. 즉, 한열은 엄밀하게 말하자면, 정기신의 주 변수에 따른 종속 변수가 되는 것이다. 따라서 한열의 상태를 파악하면 생명의 본질 내에서 일어나는 정기신의 변화를 알 수 있다.

결론적으로 한열을 통해서 알고자 하는 바는 생명이 나타내는 한열 자체만이 아니라, 그 생명의 이면에 있는 정기신의 변화를 알고자 함이다.

정의 변화에 따라 한열의 증상이 드러나는 부위가 달라진다.
기의 변화에 따라 한열의 증상이 드러나는 형태가 달라진다.
신의 변화에 따라 한열의 증상이 드러나는 양상이 달라진다.

그렇게 우리는 한열을 통해서 정기신의 변화를 파악할 수 있다. 더구나 한열은 한쪽으로만 편중되어 있지 않다. 너무 열하지도 않고, 너무 한하지도 않다.

왜냐하면 너무 열하면 생명을 유지할 수 없으며, 너무 한하여도 생명을 유지할 수 없다. 이를 조금 더 구체적으로 살펴보자면, 머리끝부터 발끝까지 열한 사람도 없으며, 한한 사람도 없다. 24시간 내내 열한 사람도 없으며, 한한 사람도 없다.

이처럼 한열은 공간적, 시간적 편중에 따른 편차를 가지게 된다. 이 편차에 의해서 건강과 질병이 결정된다. 일정 부분에서의 편차는 건강한 상태이며, 항상성이 유지되는 상태다. 항상성의 범위를 벗어나는 경우에는 질병의 상태에 빠지게 되는 것이다.

그러나 비록 생명이 항상성의 범위를 벗어난 상태의 한열을 보인다 하더라도 생명을 유지하기 위해서 끊임없이 항상성의 범위 내로 복귀하려고 하는 힘을 지니고 있다. 그럼으로써 한열은 연속적인 아날로그적인 스펙트럼을 가지게 된다. 우리는 이 사실을 반드시 명심해야 한다. 그것이 생명의 신비다. 그렇게 생명의 몸과 마음을 믿어야 한다. 또 그러한 항상성으로 복귀하고자 하는 힘이 있기에 '의료'가 가능한 것이다.

이렇듯 한열의 혈적인 부분뿐만 아니라 정의 표리, 기의 허실, 신의 음양과 결부되면서 복잡하게 드러나는 증상을 정확하게 치료하기 위해서는 우선 한열적인 개념을 명확하게 이해하고 있어야 한다.

결론적으로 생명에서의 한열에는 절대적인 한과 절대적인 열은 존재하지 않는다. 절대적인 한과 절대적인 열의 상태에서는 생명이 존재할 수 없기 때문이다.

그렇다면 생명체가 생명을 유지한다는 것은 절대적인 한열의 개념이 아니라, 상대적인 한열의 개념이다. 즉 한열에 편차가 발생하게 되며, 이러한 편차로 인해서 생명을 유치하게 됨을 의미한다. 항상성 범위 내에서의 한열 편차는 긍정적인 생리의 상태인 것이다.

단, 문제는 한열의 편차가 생리적이 아닌 병리적인 질병 상태를 만들어 낼 정도로 되면 그것은 질병을 일으키게 되는 방향으로 진행하게 된다.

앞에서 한열의 개념과 한열의 연속성을 설명하면서, 한열에는 허적인 부분과 실적인 부분이 있다고 밝힌 바 있다. 모든 현상에는 허적인 현상과 실적인 현상이 있다.

한열이라는 현상도 마찬가지다. 한증이라는 현상 속에는 허실이 있으며, 열증이라는 현상 속에도 허실이 있다.

이러한 사실을 이해한다면 우리가 다루게 될 알레르기성비염, 비후성비염, 만성부비동염에서의 열적인 증상을 또 다른 측면에서 이해할 수 있을 것이다.

알레르기성비염, 비후성비염, 만성부비동염이라는 염증의 열을 일으키는 열에는 허열과 실열이 있다. 허열과 실열이 다니는 통로가 조금 다르다. 실열은 주로 맥관脈管 내를 다니게 되며, 허열은 주로 삼초三焦 내를 다니게 된다.

따라서 알레르기성비염·비후성비염·만성부비동염을 일으키는 허열을 이해하기 위해서는 허열이 주로 다니는 '삼초'라는 길을 이해하여야 한다.

04

삼초를 알면 비염을 고칠 수 있다

삼초三焦?

삼고초려?

후한 말, 삼국시대에 촉한의 유비가 융중에 기거하던 제갈량을 얻기 위해 몸소 제갈량의 초가집으로 세 번이나 찾아갔던 일화를 일컫는 그 삼고초려三顧草廬를 줄여서 삼초라고 하나? 의아하실 거다. 그러나 아쉽게도 삼초는 삼고초려의 줄인 말이 아니다.

삼초! 한의사가 아니라면 그 사이에 거의 들어 보지도 못했을 참으로 낯선 단어다.

삼초라? 3이라는 숫자인 것 같은데…그러면 세 가지의 무언가를 의미하는 것 같은데, 쉽게 이미지가 떠오르지 않는 단어다.

삼초에 대한 얘기를 하자면 참으로 길다. 명쾌하게 결론이 나 있지 않은 장부이다 보니 아직 한의학계 내에서도 논쟁이 많은 용어다.

삼초에 대한 필자 나름의 견해는 있지만, 일단 한의학에서 보편적으로 언급되는 삼초에 대한 내용을 중심으로 서술하도록 하겠다.

필자 개인적인 의견을 피력하는 것도 좋겠지만, 일단 공론화된 부분을 먼저 살펴보는 것으로 삼초에 대한 이해를 도우려고 한다.

삼초에 대해서 알아보기 위해서 우리는 삼초의 구조와 기능, 역할 등에 대해서 살펴볼 것이다.

먼저 삼초에 대해 객관적으로 알아보기 위해서 한의학 서적을 참고 도서로 해서 한 번 살펴보도록 하자.

삼초는 한의학의 장부론臟腑論에서 오장육부五臟六腑 중 육부의 하나다. 삼초는 명문命門과 더불어 매우 중요한 장기臟器다. 하지만 명문도 이해하기 어려운 장기인데, 삼초라는 장기까지 이해한다는 것이 쉽지는 않을 듯하다.

삼초와 명문은 옛날부터 "유명이무형有名而無形하고 부형이유용無形而有用하다."고 표현하였다. 다시 말해서 해부학상 실질적인 형태는 없고, 오직 기능만 존재한다는 뜻이 된다.

물론 이에 대해서 반대되는 견해를 가진 주장도 있지만, 여기서는 그냥 전체적인 흐름으로 이해한다고 편안하게 생각하면서 읽어보자.

〈내경內經〉에서 삼초는 '결독지관決瀆之官'이라고 표현하였다. 이는 생활을 영위하는 데 있어서 운화運化·섭식攝食·배설排泄하는 작용을 총칭하는 것을 삼초로 여겼던 것으로 생각된다.

이러한 실존적인 구조라는 측면보다는 인식적인 기능이라는 측면에서 조금 더 부각된 삼초를 이해하기는 쉽지 않겠지만, 삼초를 이해하는 방편은 여러 가지가 있으니 이를 다양하게 살펴보면 조금 더 이해하는 데 도움을 받을 수 있을 것이다.

 삼초를 이해하는 방편은 여러 가지가 있다. ▶삼초를 부위별 위치로 이해하는 경우 ▶삼초를 기능별 작용으로 이해하는 경우 ▶삼초를 현대 생리적 기능과 견주어서 이해하는 경우도 있다.

삼초를 부위별 위치로 이해하는 경우

 삼초는 상초上焦·중초中焦·하초下焦로 구분된다. 상초는 심장·폐장을 중심으로 한 흉부가 되고, 중초는 비장·위장·간장 등을 중심으로 하는 복부가 되고, 하초는 신장·방광 등을 포함하는 하복부에 해당된다.

 이에 대해 〈내경〉에서는 상초는 '여무如霧'라 했다. 즉 흉부에 있는 심폐心肺는 기氣를 다스려 기혈氣血의 운화, 다시 말해서 물질동화는 심장에 의한 혈액순환과 폐에 의한 산소공급이 없으면 영위하지 못한다는 것이다.

 중초는 '여구如溝'라 하였다. 즉 비장·위장·대장·소장 등의 기능을 주관하는 중초가 음식물의 섭취와 순화작용을 시키는 동시에 진액津液을 흡수하여 오장육부의 전신조직에 공급하는 것을 말한다. 다시 말해서 횡격막과 S장결장의 사이가 소화기의 영역이며 여기가 중초다.

 하초는 '여독如瀆'이라 하였는데, 체내의 불필요한 수분을 대소변으로 배출시킨다는 뜻이 포함되어 있다. 즉 음식물에서 필요한 영양과 수액을 흡수한 연후에 청淸·탁濁으로 가려서 탁은 대변으로, 청은 소변으로 배출시킨다는 뜻이다. 그래서 위장의 흡수작용이 부전不全할 때는 설사가 나고, 방광기능이 부전할 때는 소변불통 또는 야뇨증과 같은 병증이 생기게 되는 것이다.

삼초를 기능별 작용으로 이해하는 경우

삼초를 기능적으로 이해하는 경우다. 삼초三焦는 인체에 흐르는 유체流體 즉, 기氣·혈血·진액津液을 바르게 통하게 하여 장부조직을 윤택·영양하고 대사 후의 노폐물을 배설하는 개괄적·생리적 역할을 하는 것으로 이해하고 있다.

- 삼초三焦는 인체의 상중하 부위의 구분과 해당 부위에 위치한 유관 장부의 기능을 총괄하는 것으로 파악하고 있으며,
- 상초上焦는 횡격막 위의 심폐心肺와 기관지를 포괄하며 호흡과 순환기능을,
- 중초中焦는 횡격막에서 배꼽까지의 복강에 위치하며 비위의 소화기능을,
- 하초下焦는 배꼽 밑의 간肝·신腎·방광膀胱·대장大腸·소장小腸의 비뇨생식의 기능을 의미하는 것으로 이해하고 있다.

삼초를 현대 생리적 기능과 견주어서 이해하는 경우

삼초의 기능을 현대 생리적 기능과 유사한 부분과 견주어서 이해하는 방편이다. 삼초三焦 중 상초上焦는 영위營衛를 주관하는데, 영위는 유기체의 방어기능으로 현대의 면역학과 유관한 것으로 보고 있다. 중초中焦는 수곡水穀의 부숙腐熟 즉, 소화계통의 소화 흡수 기능을 의미하는 것으로 볼 수 있다. 하초下焦는 진액의 소통 즉, 수분과 전해질의 흡수·

배설・공급과 조절을 포괄한다.

즉, 삼초가 진액을 소통시키고, 수도水道를 주관하며, 온몸으로 원기原氣의 운행을 인도하며, 출납出納을 주관하고, 수곡을 부숙하고, 청탁淸濁을 분별하는 기능이 체액의 평형조절계통과 매우 유사한 부분이 많다. 이렇게 현대 생리적 개념과 견주어서 비교되기도 한다.

이렇게 3가지 측면에서 이해되는 삼초가 얼핏 보면 약간의 차이를 보이는 것 같지만, 전체적인 기능상으로 보자면 동일한 기능을 하는 것으로 여겨진다. 즉, 삼초의 기능은 모든 기의 승강升降과 수액의 운행을 주관한다.

결론적으로 삼초는 기氣가 들고 나고, 오르고 내리는 승강 출입의 도로다. 가벼운 청기淸氣는 위로 상승하고 무겁고 중탁한 탁기濁氣는 하강

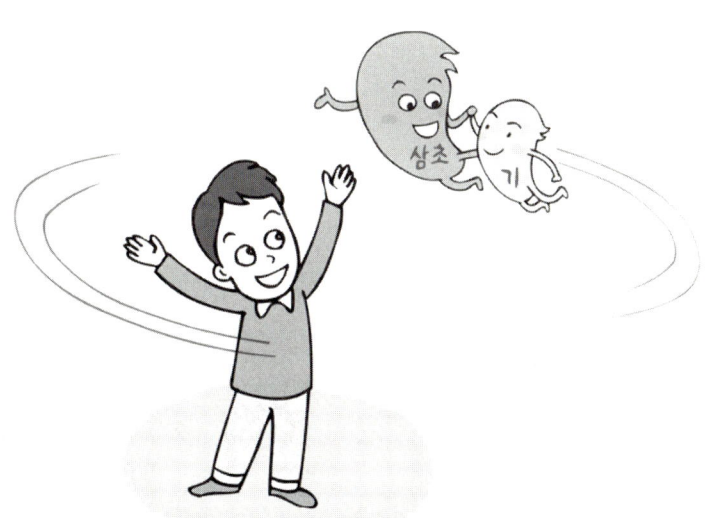

하게 되는 길이다.

특히 원기元氣는 신腎에서 발원하여 반드시 삼초의 통로를 거쳐 오장육부와 전신으로 산포되어 각 장부의 기능 활동을 원활하도록 돕는다.

따라서 삼초에 이상이 생기는 경우에는 여러 가지 증상을 보일 수밖에 없다.*

삼초는 기와 진액이 유행하는 통로이며, 기의 승강출입이나 진액의 수포와 배설은 모두 삼초의 통창通暢에 의해 이루어진다. 그러므로 삼초의 병기病機는 주로 삼초기기三焦氣機의 불리不利와 진액운행津液運行의 불창不暢으로 나누어진다.

삼초는 기가 다니는 도로이고, 기의 운행은 삼초에 분포된 장부와 관련된다. 그러므로 삼초의 기기불리氣機不利는 대개 병변 부위에 위치한 장부의 기기불리로 표현된다.

만약 상초의 기기가 불리해지면 폐의 선발宣發, 숙강肅降 기능이 제대로 발휘되지 않거나, 심기가 혈행血行을 추동推動하는 것이 불리해진다.

중초의 기기가 불리해지면 대개 비승위강脾升胃降의 기능이 실조되거나, 간담의 소설疏泄이 실조된다.

하초의 기기가 불리해지면 장의 분별청탁分別淸濁과 전도조박傳導糟粕의 기능이 실조되거나, 신과 방광의 기화氣化와 승청강탁升淸降濁의 기능이 장애를 받게 된다.

삼초기기가 불리해지면 병변 부위의 장부가 기능을 잃게 되는 것 외

---

* 한방병리학 P.206

에 병변 부위에 항상 갑갑함, 더부룩함, 아픔 등의 기체증상이 나타난다.

이처럼 진액은 삼초로 운행되지만, 진액에 대한 흐름과 조절은 폐·비·신 세 장부와 관련된다.

상초에 위치한 폐는 선발, 숙강 및 통조수도通調水道의 기능을 잃게 되고, 중초에 위치한 비는 운화運化를 못하게 되고, 하초에 위치한 신은 기화, 승청설탁升淸泄濁 및 개합開闔의 기능이 무력해져 진액수포와 배설의 장애를 일으키고 정취停聚되면 습, 담이나 수종이 발생한다.

삼초의 여러 가지 내용을 살펴보았지만, 삼초에 대해서 조금은 알 듯 말 듯한 상태로, 아직까지 명확하게 '무엇이다' 라고 규정지을 수는 없을 것이다.

그래서 이렇게 이해하기 어려운 삼초를 조금 더 쉽고 명쾌하게 이해할 수 있도록 하기 위해서 삼초를 마그마와 견주어서 비교해 보도록 하자.

삼초를 지구 내부의 마그마와 연결해서 설명하면, 삼초의 역할과 기능을 조금 더 구체적으로 이해할 수 있을 것이다.

05

마그마를 알면 비염을 고칠 수 있다

삼초를 마그마Magma와 견주어서 설명하자면, 먼저 마그마에 대한 이해가 간략하게나마 이루어져야 할 것 같아서 마그마에 대해서 알아보도록 하자.

마그마는 지하에서 암석이 고온으로 가열되어 용융상태에 있는 암석물질의 총칭으로 복잡한 규산염 용융체에 휘발성 성분이 섞여 있다.

마그마가 고결固結될 때에는 휘발성 성분은 거의 소실되고 나머지는 화성암이 된다. 마그마는 지하 약 50~200km에서 암석이 국부적으로 가열되어 형성된다. 화산에서 분출될 때에는 주위의 암석보다 비중이 가볍기 때문에 서서히 상승하여 10~20km 깊이에서 마그마굄magma chamber을 이루었다가 지표로 분출한다.

마그마의 점성粘性(유동성)은 온도·휘발성 성분의 양에 따라 차이가 있는데, 일반적으로는 규산이 많은 유문암질流紋岩質 마그마가 규산이 적은 현무암질 마그마보다 점성이 크다. 마그마가 화산에서 지표로 분출하면 용암이나 속돌浮石이 되고, 지하에서 고결하면 관입암체貫入岩體를 이룬다.

마그마의 생성원리

가장 간단한 경우 암석이 녹는 조건은 일반적인 열역학의 법칙에 따라 온도와 압력에 의해서 결정된다. 하지만 실제 지구에서 일어나는 현상은 온도, 압력과 함께 물의 함량과 암석의 성분을 함께 고려하여야 한다. 온도가 높아지면 암석이 녹기 시작한다. 압력이 높아지면 더 높은 온도가 되어야 암석이 녹기 시작한다. 물이 포함된 암석은 훨씬 낮은 온도에서 녹을 수 있다. 일반적으로 소듐$_{Na}$, 포타슘$_K$이 많이 포함된 암석보다 철$_{Fe}$, 마그네슘$_{Mg}$이 많이 포함되어 있는 암석이 더 높은 온도에서 녹는다.

마그마의 구성성분

주성분은 산소·규소·알루미늄·철·마그네슘·칼슘·소듐 등으로 물·이산화탄소·수소·질소·황 등 휘발성 물질이 용존溶存되어 있고, 규산의 양은 40~70%의 범위에서 변화한다.

해령에서 분출되는 마그마는 맨틀 물질이 대류에 의해 상승하면서 압력이 낮아지자 녹아서 된 마그마다. 해령 바로 아래의 맨틀 안에는 수분 함량이 매우 낮기 때문에 해령의 마그마는 온도가 매우 높다. 그리고 해령의 마그마는 강한 염기성이다.

해구 부근의 화산은 대륙 지각이나 해양 지각이 맨틀 안으로 섭입되어 들어가면서 물이 포함된 암석이 녹아서 된 마그마다. 상대적으로 온도가 낮고 중성 내지는 산성인 경우가 많다. 점성이 높기 때문에 용암류는 넓게 퍼지지 못하고 한 곳에 집중되어 원추 모양의 화산체를 형성한다. 캄차카 반도, 일본 열도, 필리핀 열도, 안데스 산맥의 여러 화산들이 그 예다.

열점에서의 화산들도 해령의 마그마와 비슷한 과정을 통해 형성되지만 그 기원은 맨틀의 더 깊은 곳으로 여겨진다. 열점은 많은 양의 마그마를 분출하기 때문에 그 위에 큰 화산체를 만든다. 염기성마그마는 온도가 높고 이산화규소사슬이 발달되어 있지 않기 때문에 점성이 낮아서 넓게 퍼져서 흐르며 그 결과 완만하고 거대한 화산체가 만들어진다. 하와이 섬과 아이슬란드가 그 대표적인 예다. 제주도도 산 정상부의 일부를 제외하면 그러한 성질을 가지고 있다.

마그마의 부산물

마그마는 일정한 온도에서 전체가 결정화하지 않고, 넓은 온도 범위 내에서 정출$_{晶出}$되므로 결정과 마그마가 공존한다. 서서히 냉각되면서 정출된 결정과 마그마는 서로 반응하면서 함께 조성을 변화시켜, 어떤 단계에 이르면 제2의 광물이 정출된다. 이리하여 차례로 많은 결정이 이루어지면서 마지막으로 몇 종류의 광물의 집합체가 만들어진다. 물이나 이산화탄소 등 휘발성 성분의 일부는 결정에 함유되고, 일부는 마그마로부터 분리되면서 액체가 되어 고결한 암석에 침투하여 결정화되기도 한다.

각종 광맥은 이와 같은 마그마의 결정작용 말기에 만들어지는데, 지표로 분출되어 용암이 되는 것 외에 지하의 얕은 곳에 관입했을 때, 냉각속도가 빠르기 때문에 결정작용이 충분히 이루어지지 않아 마그마의 일부가 유리되는 것도 있다. 이른 시기에 정출된 결정이 마그마굄의 하부에 침하하면 조성이 변해서 동일한 마그마인데도 여러 가지 암석을 만드는 작용을 한다.

마그마는 위치에 따라 식는 속도가 달리지게 되는데, 깊은 곳에서 서서히 식어서 된 암석이 화강암이고, 지표 속에서 빠르게 식은 암석이 현무암이다.

마그마와 용암

화산이 지하로 통하는 구멍을 화도volcano vent, 화도의 상단을 화구crater라고 한다. 화구에서 분출되는 기본적인 물질은 고압가스와 녹은 돌이며 후자를 용암lava이라고 한다. 화도 맨 밑에 저장되어 있는 용융물질이 마그마이고 마그마가 들어 있는 공간은 마그마굄이다. 마그마는 광물 결정과 용존가스가 포함된 암석의 용융체로서, 온도가 높아서 지각이나 맨틀이 용융될 때 생성된다. 마그마는 지하 깊은 곳에서 고압 하에 있으므로 포함되어 있는 가스는 유리되어 있지 않고 녹은 돌 속에 완전히 용해되어 있을 것으로 생각된다. 이는 마치 탄산수 중의 CO_2가스가 밀폐된 병 속의 고압 하에서 방출되지 못하고 액체 속에 유폐되어 있음에 비유할 수 있다.

마그마가 화도를 통하여 화구로 접근함에 따라 기압이 저하되며 녹은 돌과 가스는 분리되기 시작할 것이다. 분리된 가스는 한 곳에 모여

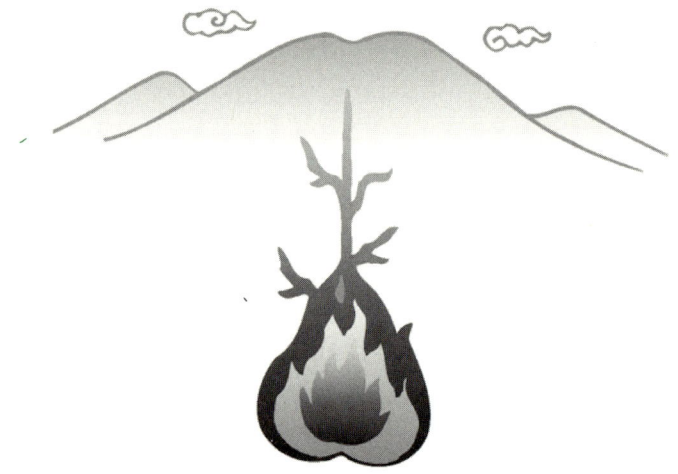

서 고압의 기체로 변힐 것이고, 마그마 성분은 저음과 달라진다.

이렇게 가스를 분리하고 남은 마그마가 용암이다. 학자에 따라서는 녹은 상태의 용암을 마그마라고 부른다. 화산은 가장 직접적으로 마그마를 연구할 수 있는 곳이다.

용암의 관찰로부터 마그마에 대한 세 가지 중요한 결론을 얻을 수 있다.

- 마그마는 주성분인 SiO_2 함량으로 그 조성범위를 특정 지을 수 있다.
- 마그마는 고온이다.
- 마그마는 유동성이 있는 액체의 성질을 갖고 있다. 어떤 마그마는

거의 유리처럼 견고하지만 액체의 특성을 가진다. 대부분의 마그마는 결정과 액체의 혼합이다.

마그마는 일반적으로 SiO_2 함량이 50% 내외인 현무암질 마그마, 60% 내외인 안산암질 마그마, 70% 내외인 유문암질 마그마로 구분된다. 세 종류의 마그마의 산출 정도는 균등하지는 않다. 화산 분출시 마그마의 80% 정도가 현무암질 마그마이며, 안산암질 마그마와 유문암질 마그마는 각각 10% 내외다.

마그마의 온도를 측정하기 어렵지만 화산 분출 시 측정이 가능할 때도 있다. 측정된 온도는 1000~1200℃ 범위다. 화산체의 사면을 따라 용암이 흘러내리는 광경을 보면 어떤 마그마는 유동성이 매우 높을 것임을 시사한다. 유동에 저항하는 물질의 내부성질을 점성이라 한다. 점성이 큰 마그마일수록 유동성이 작아진다. 마그마의 점성은 온도와 SiO_2 및 용존 가스 함량과 같은 화학조성에 의해 결정된다.

마그마의 역할

마그마는 지구라는 공간에서 벌어지는 하나의 현상이다. 마그마는 지구 내부에서 용융된 상태로 존재하는데 지구 내부가 고온 고압이기 때문이다.

마그마는 지구가 생명을 잉태하고 유지하기 위해 필요로 하는 에너지의 이동 형태다. 지구가 생명을 유지하기 위해서는 에너지를 필요로 하게 되며, 외부적으로는 태양에너지의 힘, 내부적으로는 지구에너지의 힘을 필요로 한다.

그러나 공간적·시간적 편차에 의해서 에너지를 균등하게 유지할 수 없기 때문에 불균등을 수정할 필요성을 가지게 된다. 특히 지구에너지의 불균등을 수정하기 위한 과정 속에서 마그마는 움직이게 되는 것이다.

06 지구의 생명 현상을 알면 비염을 고칠 수 있다

마그마의 역할을 조금 더 자세하게 이해하기 위해서는 지구가 어떠한 현상을 보이는가에 대해서 알아야 한다. 따라서 지구의 생명현상에 대해서 간략하게 알아보도록 하자.

지구의 생명현상

지구는 살아있다. 이에 대해서 아마도 많은 분들은 의아해 할 수도 있을 것이다. "지구가 살아있다고?" 그럼, "지구가 생명체냐?"라고 되물어 볼 수도 있을 것이다.

"생명의 본질이 무엇이냐?"에 대한 물음으로 "지구가 생명체이냐?"라고 묻는다면 당연히 "지구는 생명체가 아니다."라고 답할 것이다.

왜냐하면 생명의 본질에서 생명은 자기복제가 가능한 주체여야만 생명으로서 인정받기 때문이다. 그럼에도 불구하고 지구는 살아있다.

가이아이론Gaia theory을 통해서 우리는 지구가 왜 생명체에 가까운가에 대한 의문을 한 번 풀어보자.

가이아이론은 지구를 환경과 생물로 구성된 하나의 유기체로 보고, 지구 스스로 조절되는 하나의 생명체로 소개한 이론이다. 1978년 영국의 과학자 제임스 러브록이 〈지구상의 생명을 보는 새로운 관점〉이라는 저서를 통해 주장하였다. 가이아란 그리스신화에 나오는 '대지의 여신'을 가리키는 말로서, 지구를 뜻한다고 한다.

러브록에 따르면, 가이아란 지구와 지구에 살고 있는 생물, 대기권, 대양, 토양까지를 포함하는 하나의 범지구적 실체로서, 지구를 환경과 생물로 구성된 하나의 유기체로 보는 것이다. 즉 지구를 생물과 무생물이 서로에게 영향을 미치는 생명체로 바라보면서 지구가 생물에 의해 조절되는 하나의 유기체임을 강조한다.

현재 이 이론은 지구상에서 서실러지고 있는 인간의 환경파괴 문제 및 지구 온난화현상 등 인류의 생존과 직면한 환경문제와 관련하여 많은 과학자들의 관심을 불러일으키고 있다.

가이아이론을 간략하게 정리하자면 다음과 같다.

첫째, 가이아는 생물인 자신에게 적합하게 주위환경을 변화시킨다.

둘째, 가이아는 생물처럼 핵심기관과 부속기관을 가지고 있으며 필요에 따라 신축, 생장, 소멸할 수 있다. 핵심기관으로는 기후조절 주요 기관인 해양, 열대우림들이 있다.

셋째, 가이아는 생물인 환경(지구)을 자가조절시스템 self-regulating system인 사이버네틱스Cybernetics를 가짐으로써 조절한다.

이러한 것들을 환경문제에 적용하면 환경오염은 곧 가이아에서의 질병이라고 볼 수 있다. 그리고 이 가이아이론을 바탕으로 지구의 질병상태인 환경오염을 해결하기 위한 하나의 학문인 지구의학이 생겨나게 된 것이다.

필자는 가이아이론 등에서 지구를 하나의 유기체적 생명체로 보는 것이 옳으냐, 옳지 않으냐 하는 부분의 논쟁을 펼치기 위해서 가이아이론을 언급하는 것이 아니다.

인간 내에서 삼초의 역할을 이해하기 위해서 생명체와 흡사한 지구 내에서의 마그마 역할을 비교하여 이해하면 삼초를 조금 더 이해하기 쉽기 때문이다. 그러기 위해서는 지구도 하나의 생명으로서의 현상을 보이고 있다는 것을 이해해야 한다.

지구가 생명을 유지하기 위해서 하나의 흐름을 형성하고, 그 흐름 속에서 생명이 영위되어 가는 과정을 이해하면 된다. 그 흐름 속에 하나의 흐름인 '마그마의 흐름'이 존재한다는 사실을 이해하면 된다.

지구 자체는 생명이 없다. 그러나 생명이 있는 것처럼 보인다. 왜냐하면 생명은 흐름이며, 흐름이 없으면 생명은 없기 때문이다. 지구는 끊임없는 흐름의 연속이다. 지구는 자전하며, 공전한다. 그리고 비가 내리고, 바람이 분다. 그렇게 쉼 없는 흐름을 일으켜 간다. 이 모든 것들은 지구가 생명을 잉태하기 위한 과정이다. 만약 지구가 이러한 흐름을 멈춘다면 더 이상 지구상에서 생명은 존재할 수 없다.

우리는 이러한 사실을 지구의 역사를 통해서 이미 알고 있다. 메머드가 사라지고, 공룡이 멸망하고, 수많은 생명체가 사라졌던 시기에는 어김없이 지구의 흐름이 차단되었던 시기다.

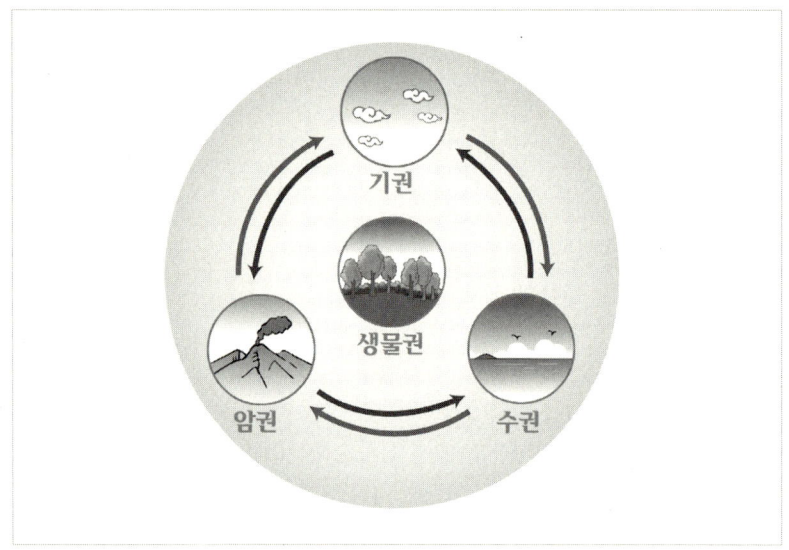

:: **지구의 상호작용**

지구를 단순한 땅덩어리로 보는 것은 잘못된 견해다. 우리가 사는 지구는 매우 정교한 시스템에 의해 땅(암권), 물(수권), 대기(기권), 동·식물(생물권)끼리 서로 상호작용을 하면서 생물들이 살아갈 수 있는 환경을 만들어준다.

각 권마다의 상호작용을 살펴보면,
대기(기권)는 땅(암권), 물(수권), 동식물(생명권)과 상호작용을 한다.
땅(암권)은 대기(기권), 물(수권), 동식물(생명권)과 상호작용을 한다.
물(수권)은 대기(기권), 땅(암권), 동식물(생명권)과 상호작용을 한다.
동식물(생명권)은 대기(기권), 땅(암권), 물(수권)과 상호작용을 한다.
예를 들면, 대기(기권)는 땅(암권)에 영향을 미쳐 바람에 의한 풍화침식

작용을 일으킨다.

대기(기권)는 물(수권)에 영향을 미쳐 해류 발생, CO_2농도 조절, 수증기 공급, 열교환 등의 작용을 한다.

대기(기권)는 동식물(생물권)에 영향을 미쳐 생물의 호흡작용, 대기온도 유지작용을 한다.

물(수권)은 땅(암권)에 영향을 미쳐 바닷물에 의한 암석과 광물의 용해 작용을 일으킨다.

물(수권)은 대기(기권)에 영향을 미쳐 열 흡수 증발, 해수의 표층 순환, 용오름, 대기 수증기 공급 등의 작용을 하게 된다.

지구는 이런 식으로 각 권이 서로 상호작용을 한다. 각 권마다의 상호작용을 통해 지구환경을 지속적으로 유지시키며, 이 과정이 매우 정교해서 어떤 관점에서 보자면 마치 지구가 살아 있는 것처럼 보인다 하여 가이아이론(살아있는 지구)이 있다고 한다.

지구의 생명 에너지

지구는 생명이다. 생명은 흐름이다. 흐름은 에너지의 편차에서 발생하게 된다. 즉, 에너지가 동일하다면 변화는 발생하지 않는다. 에너지의 편차로 인해서 움직임이 일어나게 되며, 그것이 흐름을 형성하게 되는 것이다.

지구의 흐름에 변화를 일으키기 위해서는 에너지가 필요하다. 그 에너지는 어디에서 오는가? 크게는 두 방향에서 에너지가 오게 된다. 하나는 지구 외부에서 오는 태양에너지고, 또 다른 하나는 지구 내부에서 오는 지구에너지다.

먼저 태양에너지에 대해서 알아보자. 태양에너지는 우주의 에너지 근원이다. 태양에너지는 지구의 기후에 힘을 주고 생명을 지탱시켜 주는 태양으로부터의 열과 빛 형태의 복사 에너지를 말한다.

지구는 지구의 대기 위쪽에서 태양 복사를 받는다. 거의 30%가 우주로 다시 튕겨 나가지만 그 나머지는 대기, 바다, 육지로 스며든다. 대기를 거친 다음 일사 스펙트럼은 자외선 속에서 가시 범위와 적외선 범위 사이에서 거의 작은 부분으로 나뉘게 된다.

태양에너지는 생명의 근원으로 생물권 유지의 원동력이다. 태양에너지는 생물권의 생존과 생활체계가 유지되도록 여러 가지 물리·화학적 작용을 가능하게 하는 전자기적 에너지와 열에너지를 공급한다. 수증기의 대류, 증발, 응결에 의한 태양에너지의 흡수는 물의 순환에 힘을 주고 바람을 일으킨다.

이러한 태양에너지는 물의 증발과 응결의 상변화를 통한 강수현상으로 생물권에 물을 공급한다. 그리고 바다와 토양이 받아들인 햇빛은 14℃의 평균 표면 온도를 유지한다. 녹색식물은 광합성을 통한 1차 생산으로 태양에너지의 일부를 변환 저장한다. 이 1차 생산은 생물권의 먹이사슬의 출발점이 된다. 또한 식물내의 광합성을 통해 일어나는 태양에너지에서 화학에너지로의 변환은 또 다른 생물체에게 영양소를 공급할 뿐만 아니라 화석연료 등을 제공하기도 한다.

그 다음으로는 지구에너지에 대해서 알아보자. 땅을 깊이 파내려 가면 암석의 온도가 점점 높아진다. 곳에 따라 온도가 높아지는 율이 조금씩 다르나 일반적으로는 100m 내려감에 따라 3℃씩 높아진다. 이런 깊이에 따른 온도 증가를 3℃/100m로 표현하는데 ℃/100m 또는 ℃/m를 지하증온율이라고 한다.

그런데 3℃/100m의 증온율은 지표 부근 5000m 정도까지의 지하에서는 적용이 되나 더 깊은 곳의 증온율은 알 수가 없다. 다만 지진파의 속도 변화와 예상되는 지하의 압력으로 추측하는 수밖에 없다. 만일 3℃/100m를 지구 중심부까지 적용한다면 지구 중심의 온도는 20만℃ 이상이 될 것이고 지하 200km인 연약권의 온도도 6000℃가 되는 계산이 나온다. 이는 태양 표면과 같은 온도로서 지구 표면 부근에서는 있을 수 없는 온도다. 이곳의 압력이 크기는 하지만 S파가 통과할 수 있는 고체 상태이므로 6000℃일 수는 없다.

지구의 열의 근원은 지구가 생성될 때부터 차곡차곡 모아진 것이다. 처음에는 태양계 공간에서 물질이 지구의 작은 중심체에 모여들 때, 즉 낙하할 때에 충돌열로 모아지기 시작했고 물질이 하중으로 지구에 압력을 가하게 되어 이것도 열로 남았을 것이다. 그러나 가장 중요한 열원은 방사성 동위원소들 즉, 우라늄, 토륨, 포타슘, 기타의 미량 원소들이다.

이러한 열원이 지구 내부를 용융상태에 놓이게 하고 맨틀을 가열하고 열의 일부는 지구 밖으로 달아나고 있다. 그러므로 지구에 들어있는 방사성 원소의 양을 알면 대체로 지구의 열수지를 알아낼 수 있을 것이다.

대륙 지각의 화강암질 암석에는 우라늄이 5gr/t의 비율로 들어 있음이 알려져 있다. 대양지각인 현무암질 암석에는 1gr/t 정도 들어 있다. 우라늄과 그밖의 방사성 원소들은 지구가 형성된 당시에는 지구 전체에 골고루 퍼져 있었으나 지질시대를 지나는 동안 이들은 지표 부근의 지각으로 집중되었다. 그 이유는 방사성 원소들은 모두 이온 반경이 크기 때문에 이온 반경이 작은 규소, 알루미늄, 마그네슘, 칼슘, 철과 달리 지구 내부의 높은 압력 하에 머물 수가 없어 지표 부근으로 천천히 이동하여 올라갔기 때문이다.

지구 내부 에너지는 대부분 지각 또는 맨틀 상부의 물질에 들어 있는 U, Th, K 등과 같은 방사성 원소(맨틀과 핵에는 지각보다 1/1000 이하로 적게 함유되어 있다. 그러므로 방사성 원소 붕괴로 생성되는 열은 주로 지각에서 발생된다고 볼 수 있다.)들이 붕괴되면서 발생하는 것이라고 생각된다(지열류량의 60%).

지구 내부의 온도가 높기 때문에 지열은 지구 내부로부터 지표면으로 흐르게 되며, 이런 지표로 방출되는 열량을 지각열류량이라고 한다.

지각 열류량의 평균값은 $1.5 \times 10\text{-}6 cal/cm^2 \cdot s$로서 태양에너지의 수천 분의 일의 값이다.

지각 열류량의 평균값은 태양에너지의 수천 분의 일에 지나지 않지만 지구 내부 에너지는 아주 중요한 역할을 한다.

지구는 지구 내부 에너지에 의해서 지구 핵을 중심으로 에너지의 교환작용이 일어남으로써 스스로 움직일 수 있는 힘을 지니게 되는 것이다. 즉, 지구 자체가 변화의 중심 에너지가 되는 것이다. 이러한 에너지가 지구 내부에 오랫동안 축적되면 지진, 화산, 조산운동 등의 지각변동을 일으키는 원인이 된다.

비록 인간의 입장에서는 좋지 않은 현상일 수도 있지만, 지구 자체로서는 하나의 생명현상과 같은 변화를 일으키는 에너지가 되는 것이다. 그렇게 지구 자체의 생성과 소멸의 원초적인 힘이 지구 내부 에너지가 되는 것이다.

여기까지 지구가 생명을 유지할 수 있는 태양에너지와 지구에너지에 대해서 알아보았다.

그러면 지금부터 생명현상의 에너지가 어떻게 균형을 유지하는지에 대해서 알아보자.

이를 위해 먼저 지구의 생명현상을 일으키는 자전과 공전에 대해서 알아보자.

지구의 자전과 공전의 에너지는 어디에서 오는가?

지구의 평균 자전속도는 약 1675km/h, 지구의 평균 공전속도는 약 30km/sec이다. 이러한 엄청난 속도로 회전하는 지구의 에너지는 어디에서 오는 것일까?

이에 대해서는 여러 가지 주장들이 있을 수 있겠지만, 내부 액체의 상태를 포함한 고온의 에너지를 가지고 있는 지구 내부 에너지도 많은 역할을 한다.

그렇다면 만약 지구 내부의 에너지가 없어지고, 자전이 멈춘다면 어떤 현상이 벌어질까?

멈추는 현상이 갑자기 일어나느냐, 서서히 일어나느냐에 따라서 다른 현상이 벌어질 것이다.

지구가 자전을 갑자기 멈춘다면 빠른 속도로 달리던 버스가 갑자기 멈추었을 때 버스 안에서 일어나는 일과 유사한 일이 일어나게 된다. 즉, 지구 표면에 있는 물체는 지구의 운동을 모두 함께 지니기 때문에 지구가 갑자기 멈추었을 때 원래 운동을 지속하려는 관성을 갖게 되므로, 지구 표면에 있는 물체들은 지구 표면에서 튕겨져 나가려고 하게 된다. 따라서 지구 대기와 바다 등이 격렬하게 요동치게 될 것이다.

그러나 다행히 지구의 내부가 고체가 아닌 액체 상태이기 때문에 갑자기 멈추게 되는 현상은 일어나지 않는다고 한다. 물이 담긴 통을 휘휘 젓다가 멈추었을 때, 순간 물이 멈추지 않고 서서히 멈추는 것과 같은 원리다.

그렇다면 실제로 지구 자전이 서서히 멈추면 어떻게 될까?

지구의 적도 부근에서의 중력값과 자전속도를 비교해 보면, 중력에 비해서 자전속도에 의한 힘은 미미하기 때문에 지구표면에 있는 물체들은 지구표면에서 튕겨져 나가지 않게 된다.

그러므로 지구 자전이 갑자기 멈출 가능성은 없으며, 만약 서서히 멈춘다고 하더라도 지구 표면 위의 물체들은 지구의 중력에 의해서 지구표면에서 튕겨져 나가지는 않는다.

그러나 지구가 자전을 멈출 때 발생하는 더 큰 문제는 튕겨져 나가느냐의 문제가 아니라, 멈춘 이후의 상황이다. 자전에 의해 낮과 밤이 생기는 것이기 때문에, 지구가 자전을 멈춘다면 낮과 밤의 차이가 없어지게 된다. 그렇게 되면 태양이 비치는 쪽은 계속 태양 에너지를 받지만 다른 쪽은 태양에너지를 전혀 받지 못하게 된다.

자전이 멈춘 상태가 계속 유지된다면 태양을 바로 받는 면과, 태양을 전혀 받지 못하는 곳부터 생명들은 죽기 시작할 것이다. 태양을 바로 받는 면은 너무 뜨거워서, 태양을 전혀 받지 못하는 곳은 너무 추워서 생명을 유지할 수 없을 것이다. 멈춰진 면의 중앙을 경도 0°로 보았을 때, 90° 부근에서는 비록 생명을 일시적으로는 유지할 수 있겠지만, 지구의 흐름에 의한 생태계의 균형이 깨지면서 그마저도 어려울 것이다.

이렇게 지구의 자전과 공전은 에너지의 불균형적인 편차를 균형적인 상태로 수정하기 위한 또 다른 하나의 생명현상인 것이다.

지구와 인간의 생명현상과 생명에너지

지구를 생명으로 보자면 지구가 외부의 에너지인 태양에너지를 골고루 받기 위해서는 지속적으로 자전하고 공전해야 한다. 그래야만 에너지의 분배가 골고루 이루어져 지구 표면 전체에서 생명활동이 가능하게 된다. 만약 지구 내부 에너지가 없어 지구가 자전과 공전을 멈춘다면 어느 한쪽 편에만 에너지가 몰림으로써 그 위에서 생명을 유지하는 생명체들은 더 이상 생명을 유지할 수가 없게 된다. 그러한 지구가 스스로 움직일 수 있는 힘의 근원은 지구 내부 에너지다.

이는 인간과 똑같다. 인간은 타고나면서 받은 선천지정의 에너지에 의해서 생명을 움직일 수 있다. 그러나 그 근원적인 힘은 한계가 있다. 따라서 음식물이나 대기의 에너지 등과 같은 후천지정의 에너지를 얻어야 생명을 유지할 수가 있다.

즉, 인간은 선천지정의 에너지에 의해서 탄생하고 스스로 움직일 수 있으며, 후천지정의 에너지에 의해서 생명을 유지할 수가 있는 것이다. 만약 후천지정의 에너지를 얻지 못하면 생명은 유지될 수 없으며, 선천지정의 에너지가 약하면 생명은 짧게 되는 것이다.

이렇게 보면 지구의 선천지정은 지구 내부 에너지가 되는 것이며,

지구의 후천지정은 태양에너지가 되는 것이다.

지구가 살아야 그 위의 생명체가 살 수 있다. 지구가 살기 위해서는 선천지정의 지구 내부 에너지가 필요하며, 지구가 생명을 유지하기 위해서는, 아니 지구 표면의 생명체가 생명을 유지하기 위해서는 태양에너지가 필요하다.

이렇게 중요한 지구 내부 에너지의 이동 형태가 마그마다. 마그마를 통해 지구는 끊임없이 지구 내부 에너지를 분배하고 있다.

비록 그것이 잘못된 분배로 인해서 화산폭발이나 지진 등을 일으켜 인간에게 피해를 주지만 지구 자체로 보아서는 지구의 생명활동 중 하나다. 물론 화산폭발이나 지진이 지구 생명활동의 생리적 현상일 수도 있고, 병리적 현상일 수도 있다. 하지만, 우리 인간의 입장에서 생리현상과 병리현상을 구분할 것이 아니라, 지구의 입장에서 에너지의 불균형을 해소하기 위한 과정일 때는 생리현상일 것이며, 에너지의 불균형 상태가 아님에도 불구하고 그러한 현상이 일어난다면 병리현상일 것이다.

따라서 지구 내부에서는 끊임없이 에너지가 생성되어야 한다. 그래야 지구라는 생명체를 유지할 수 있다. 만약 지구의 내부 에너지가 없다면 지구 위의 생명은 존재할 수 없을지도 모른다.

이렇게 생명이 유지되기 위해서는 내부의 자생적 에너지와 외부의 의존적 에너지를 필요로 하게 된다.

우리 인간도 마찬가지다. 선천지정이라는 내부의 자생적 에너지와 더불어 후천지정이라는 외부의 의존적 에너지가 있어야만 생명을 유지할 수 있다.

선천지정이란, 생명을 유지할 수 있도록 타고난 에너지라고 보면 된다. 후천지정이란, 생명을 영위하기 위해 외부로부터 얻어야 하는 에너지라고 보면 된다. 대표적인 것이 후천적으로 섭취하는 수곡지정이 될 것이다.

물론 이외에도 태양에너지를 포함한 다양한 형태의 에너지를 얻음으로써 우리 인간의 생명은 유지될 수 있다.

결론적으로 지구 자체는 생명체가 아니다. 하지만 생명이 살아갈 수 있는 공간과 시간을 만들어 내는 것이 지구다. 지구는 땅과 대기를 통해서 생명이 살아갈 수 있는 공간을 마련한다. 지구는 자전과 공전을 통해서 생명이 살아갈 수 있는 시간을 마련한다. 그 공간과 시간의 흐름 속에서 생명이 잉태되고 태어나고 살아간다.

지구 자체는 분명히 생명체가 아니지만, 생명이 살아갈 수 있도록 쉼 없는 흐름을 만들어 주는 생명인 것이다.

우주에는 천지인天地人 삼재가 있다고 한다. 땅의 공간과 하늘의 시간, 생명의 인간이 있다는 의미다. 그런데 땅의 공간이 없는 인간을 상상할 수 있을까? 또 하늘의 시간이 없는 인간을 상상할 수 있을까? 공간과 시간과 분리된 인간이 생존할 수 있을까?

지구는 땅의 공간과 하늘의 시간을 인간이라는 생명에게 제공해 주는 생명이다. 그 속에서 생명체가 살아가고 있다.

우리는 우주를 프랙탈적인 관점에서 이해해야 한다. 지구의 핵을 단순히 세포의 핵으로 이해하면 안 된다. 물론 프랙탈적인 관점에서 보자면 어느 지점에서는 지구의 핵과 세포의 핵은 유사성을 지닐 수 있다. 하지만 범주론적인 측면에서 보자면 지구의 핵은 세포의 핵이 아니라 생명의 핵이다.

지구의 핵이 지구의 생명을 유지하기 위한 핵심적인 곳이라면, 인간의 명문命門은 인간의 생명을 유지하기 위한 핵심적인 곳이다.

그러한 인간의 생명 핵심인 명문에서 생성된 다양한 생명에너지는 경락이라는 흐름을 통해서 오장육부 및 세포로 전달된다.

그러한 흐름 속에서 열에너지는 주로 삼초라는 길의 흐름을 통해서 인간의 생명을 유지하게 되는 것이다.

마찬가지로 마그마라는 길의 흐름을 통해서 지구의 생명은 유지되는 것이다.

07

삼초와 마그마, 비교 분석표

이제 삼초에 대한 내용과 마그마에 대한 내용을 어느 정도는 이해할 수 있으리라 본다. 그러면 이제부터는 본격적으로 마그마의 원리와 견주어서 삼초를 조금 더 비교하여 보도록 하자.

삼초와 마그마를 위치에 따라 구분을 해 보자면…

삼초는 상초, 중초, 하초로 구분할 수 있으며, 지구는 지각, 맨틀, 핵으로 구분할 수 있다. 이를 견주어서 비교해 보면, 상초(폐)는 지각과 관련이 있고, 중초(비)는 맨틀과 관련이 있으며, 하초(신)는 핵과 관련이 있다.

삼초와 마그마를 점성에 따라 구분을 해 보자면…

삼초는 실열과 허열로 구분할 수 있다. 실열은 점성이 높고, 허열은 점성이 낮다. 마그마는 산성마그마와 염기성마그마로 구분할 수 있다.

:: 삼초와 마그마의 비교

구분	삼초	마그마	비고
위치	상초 중초 하초	지각 맨틀 핵	상초(폐)-지각과 관련 중초(비)-맨틀과 관련 하초(신)-핵과 관련
점성	실열-점성이 높다 허열-점성이 낮다	산성마그마-점성이 높다 염기성마그마-점성이 낮다	
산도	실열-산도가 높다 허열-산도가 낮다	산성마그마-산도가 높다 염기성마그마-산도가 낮다	산도가 높다-감염이 쉽게 이루어지지는 않는다 산도가 낮다-감염이 쉽게 이루어진다
액상의 상태	실열-짙은 진액 허열-맑은 진액	산성마그마-짙다 염기성마그마-옅다	
외적 모양	실열-볼록하게 나와 범위가 좁다 허열-도톰하게 나와 범위가 넓다	산성마그마-불쑥한 원추 모양의 화산체 염기성마그마-완만하고 거대한 화산체	
대표적 형상	실열-여드름 허열-두드러기	산성마그마-캄차카 반도, 일본 열도, 필리핀 열도, 안데스산맥의 여러 화산 염기성마그마-하와이 섬 과 아이슬란드	

산성마그마는 점성이 높고, 염기성마그마는 점성이 낮다.
 따라서 실열과 산성마그마는 유사성을 지니며, 허열과 염기성마그마도 유사성을 지니게 된다.

삼초와 마그마를 산도에 따라 구분을 해 보자면…
 삼초는 실열과 허열로 구분할 수 있다. 실열은 산도가 높고, 허열은 산도가 낮다. 마그마는 산성마그마와 염기성마그마로 구분할 수 있다. 산성마그마는 산도가 높고, 염기성마그마는 산도가 낮다. 따라서 실열과 산성마그마는 유사성을 지니며, 허열과 염기성마그마는 유사성을 지니게 된다.

산도에 따라서 감염의 위험이 달라지니 산도가 높은 실열은 감염성의 위험이 낮으며, 산도가 낮은 허열은 감염성의 위험이 높다.

삼초와 마그마의 액상 상태에 따라 구분을 해 보자면…

삼초는 실열과 허열로 구분할 수 있다. 실열은 짙은 진액의 액상을 지니게 되며, 허열은 맑은 진액의 액상을 지니게 된다. 마그마는 산성마그마와 염기성마그마로 구분할 수 있다. 산성마그마는 짙은 액상을 보이며, 염기성마그마는 옅은 액상을 보이게 된다.

따라서 짙은 액상을 보이는 실열과 산성마그마는 유사성을 지니며, 옅은 액상을 보이는 허열과 염기성마그마는 유사성을 지니게 된다.

삼초와 마그마의 외적 모양에 따라 구분을 해 보자면…

삼초는 실열과 허열로 구분할 수 있다. 실열은 볼록하게 나와 범위가 좁은 모양을 보이며, 허열은 도톰하게 나와 범위가 넓은 모양을 보인다. 마그마는 산성마그마와 염기성마그마로 구분할 수 있다. 산성마그마는 불쑥한 원추모양의 화산체를 만들며, 염기성마그마는 완만하고 거대한 화산체를 만든다.

따라서 볼록하게 나와 범위가 좁은 모양인 실열은 불쑥한 원추모양의 화산체를 만드는 산성마그마와 유사성을 지니며, 도톰하게 나와 범위가 넓은 모양인 허열은 완만하고 거대한 화산체를 만드는 염기성마그마와 유사성을 지니게 된다.

삼초와 마그마의 대표적 질환 및 대표적 화산에 따라 구분을 해 보자면…
삼초는 실열과 허열로 구분할 수 있다. 실열은 여드름으로 대표되는 염증성질환을 보이게 되며, 허열은 알레르기성비염, 두드러기 등으로 대표되는 염증성질환을 보이게 된다. 마그마는 산성마그마와 염기성마그마로 구분할 수 있다. 산성마그마 화산에는 캄차카 반도, 일본 열도, 필리핀 열도, 안데스산맥의 여러 화산 등이 있으며, 염기성마그마 화산에는 하와이 섬과 아이슬란드 등이 있다.

따라서 삼초의 허열과 실열을 정리해 보자면 다음과 같다.
허열은 점성이 낮다. 그래서 주로 진물이 많이 난다. 허열을 보이는 우리 몸 주변은 주로 염기성을 띠게 된다. 그래서 허열이 있는 곳에는 주로 2차 감염을 주의하여야 한다. 왜냐하면 주변부의 산도가 높지 않아 다른 미생물체의 접근이 쉽다.

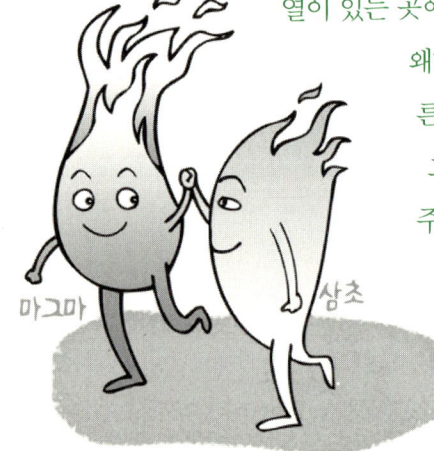

그런 반면 실열은 점성이 높다. 그래서 주로 끈적끈적함을 보인다. 실열을 보이는 우리 몸 주변은 주로 산성을 띠게 된다. 그래서 실열이 있는 곳에는 주로 농이 형성되고 곪게 되는 것이다.

08

비염 치료의 열쇠 쥔 삼초마그마의 신비한 원리

세 곳의 마그마 분출구—삼초

우리 몸에는 세 곳의 마그마 분출구가 있다. 삼초라고 불린다. 삼초 三焦의 초焦는 불 땔 초이다. 인체 내에서 세 곳의 불 때는 근원이 된다는 의미에서 삼초라는 글자를 붙인 것이다. 즉, 우리 몸에서 열에너지와 관련되는 곳이라 보면 된다.

인간에서 삼초의 역할과 지구에서 마그마의 역할은 거의 흡사하다. 지구가 마그마의 생성과 흐름에 의해서 지구 내부의 열 온도의 불균형을 조절하여 적정 온도를 유지하면서 지구라는 생명을 유지하듯, 인간도 기를 주관하는 삼초에 의해서 인간 내부의 열 온도의 불균형을 조절하여 적정 온도를 유지하면서 건강한 생명을 영위하게 되는 것이다.

지구는 태양의 복사에너지와 내부 열에너지에 의해 유지되는 일정한 온도로 생명체를 잉태하고 번영시킨다. 지구는 자전의 구심력과 공전의 원심력에 의해 생명체를 잉태하고 길러가고 있다. 지구 내부의 열에너지는 주로 마그마에 의해서 지구 내부의 여기저기로 운송된다.

우리 몸도 마찬가지다. 우리 몸은 태양의 복사에너지와 내부 열에너지에 의해 유지되는 일정한 온도로 생명체를 복제하고 번영시킨다.

우리 몸은 동화의 음적기능과 이화의 양적기능에 의해서 생명체를 유지해 가고 있다. 몸 내부의 열에너지는 주로 삼초에 의해서 몸 내부의 여기저기로 운송된다.

알레르기질환 열쇠 쥔 '상초, 중초, 하초'

상초와 중초, 하초가 하는 역할은 다르다. 우리 몸에서 열에너지의 마그마가 흘러다니는 길이 삼초다. 삼초는 실열과 허열이 쉼 없이 흘러다니는 통로다.

위치에 따라 다른 역할을 하는 상초·중초·하초의 삼초 기능이 어떠한 원인에 의해서 문제가 발생하게 되면 알레르기 및 면역질환이 발생하게 되는 것이다.

삼초에서 분출된 마그마는 자기 길을 따라 움직여야 한다. 그러나 이 길을 벗어나면 염증을 일으키게 된다. 그것이 알레르기질환이며 아토피, 면역질환이다. 그러기에 알레르기, 아토피, 면역계질환은 하나의 근원에서 이루어진다고 보면 된다.

삼초마그마의 흐름에 문제가 있어 생기는 질환

우리 몸의 열을 조절하는 세 곳이 삼초다. 그것은 상초·중초·하초. 우리 몸에서 열은 삼초를 통해서 피부, 기육, 맥, 근육, 뼈 등으로 흘러

가게 된다.

피부, 기육, 맥, 근육, 뼈 등의 부위별로 구분하여 보면,
- 비정상적으로 피부에 머무르면서 염증을 일으키는 경우에는 아토피피부염, 알레르기성피부염, 건선 등의 알레르기질환을 유발하게 된다.
- 비정상적으로 기육에 머무르면서 염증을 일으키는 경우에는 두드러기 등의 알레르기질환을 유발하게 된다.
- 비정상적으로 뼈에 머무르면서 염증을 일으키는 경우에는 류머티스, 통풍 등의 면역계질환을 유발하게 된다.

상초, 중초, 하초와 관련된 알레르기 및 면역질환을 구분하여 보면,
- 상초의 문제로 인해서 과도하게 열이 발생하여서 염증이 지속되는 경우에는 알레르기성비염, 만성비염, 만성부비동염, 중이염, 알레르기성결막염, 구내염, 편도선염 등의 상부 알레르기질환을 앓게 된다.
- 중초의 문제로 인해서 과도하게 열이 발생하여서 염증이 지속되는 경우에는 아토피피부염, 알레르기성피부염, 건선, 두드러기 등의 중부 알레르기질환을 앓게 된다.
- 하초의 문제로 인해서 과도하게 열이 발생하여서 염증이 지속되는 경우에는 류머티스질환 등의 하부 알레르기 및 면역질환을 앓게 된다.

물론, 삼초에서 발생하는 열에는 허열과 실열이 있다. 따라서 허열이 문제를 일으키느냐, 실열이 문제를 일으키느냐에 따라서 삼초에 발생하는 질환의 증상이 달라지게 됨을 이해해야 한다.

09
비염을 낫게 하는 요법 '삼초마그마요법'으로 명명하다

　마그마적 특성을 지니는 삼초의 원리를 이용한 치료법을 '삼초마그마요법'으로 명명하도록 하겠다. 그럼 삼초마그마요법에 대해서 조금 더 자세하게 알아보자.

　알레르기질환은 허열에 의한 질환이다. 허열이라는 열적 현상이 삼초라는 통로를 통해 몸 안의 여기저기를 이동하면서 문제를 일으키는 것이 알레르기라는 질환이다.

　부위에 따른 알레르기질환은 앞에서도 언급했듯이 상초·중초·하초의 부위에 따라 증상의 발현이 달라지게 된다.

　따라서 이렇게 허열의 문제로 인해 발생하는 여러 가지 알레르기질환은 허열을 정확하게 어떻게 다루느냐에 따라서 치료가 이루어질 수 있다. 즉, 허열이 다니는 삼초를 정확하게 조절하고, 정확하게 균형을 맞추어 줌에 따라 허열에 의해 발생하는 알레르기질환은 치료될 수 있다.

하지만 여태까지는 알레르기질환에 대한 잘못된 이해로 인해서 오히려 더 큰 문제를 일으키게 되었다. 다행히 최근에 와서는 알레르기질환은 치료되지 않기 때문에 평소에 관리하는 정도로 증상의 악화를 막는 수준에서 처치가 이루어지고 있는데, 이것은 불행 중 다행이다. 왜냐하면 이전에는 알레르기질환을 잘못 이해해서, 섣불리 낫게 하려고 무리한 치료법을 선택함으로써 오히려 더 큰 2차적인 문제를 일으켰던 시절이 있었다.

따라서 오히려 치료되지 않는다는 생각으로 편안하게 관리하는 정도에서 처치가 이루어짐으로써 더 큰 문제를 야기할 수 있는 잘못된 치료법을 선택하지 않도록 한 것은 그나마 다행이다.

항히스타민제의 과다 복용, 스테로이드 계통 약물의 과다 사용 등으로 인해서 발생하는 많은 문제점을 이제는 모두 다 자각하고 있다.

근본적인 치료법이 아니면서, 단지 당장 드러나는 증상을 조금 완화시켜주는 정도의 효과밖에 없으면서 부작용은 그 몇 배에 달하는 약물을 지속적으로 복용하는 경우에는 아주 심각한 문제를 발생시킬 수 있는데, 최근에는 그러한 치료법은 증상이 심할 때만 사용하는 추세니 천만다행이다.

허열과 실열의 삼초마그마

허열과 실열이라고 하는 마그마가 어느 지점에서 분출되어 나오는 과정에서 외적 증상이 나타나게 된다.

이러한 허열과 실열의 삼초마그마 원리를 이해하면 삼초의 불균형에 따른 알레르기 및 면역계통 질환을 치료할 수 있다.

하지만 이렇게 발생한 마그마의 잘못된 분출로 인해서 발생한 열기를 식히기 위한 약물은 질환별로, 증상별로 차이를 보이게 된다.

비유를 들자면, 산불이 났을 때와 집에 불이 났을 때의 소방 방법이 다름과 같다. 소 잡는 칼로 닭을 잡을 수는 있지만, 너무 과도한 노력이 필요하며, 닭 잡는 칼로 소를 잡을 수는 있지만, 너무도 많은 노력이 필요하다.

그래서 소를 잡을 때는 소 잡는 칼을 사용하여야 하며, 닭을 잡을 때는 닭 잡는 칼을 사용해야 한다. 그것이 효과적이며, 효율적이다.

마찬가지로 실열을 잡을 때는 실열을 잡는 약재를 사용하여야 하며,

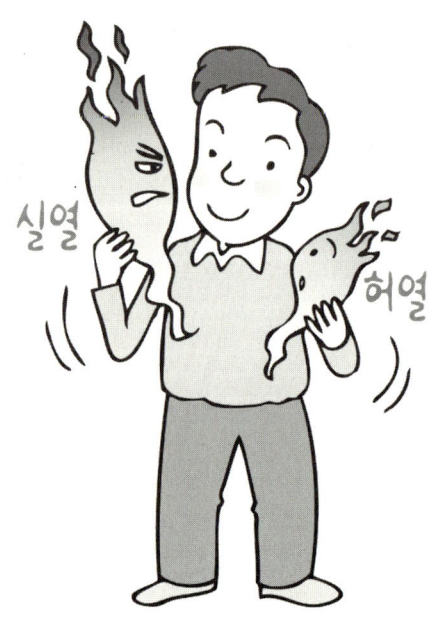

허열을 잡을 때는 허열을 잡는 약재를 사용하여야 한다. 즉, 실열은 소에 비유할 수 있으며, 허열은 닭에 비유할 수 있을 것이다. 그래서 전문가가 '실열'과 '허열'을 정확하게 판단하여서 치료를 하여야 하는 것이다.

마그마와 견주어서 실열과 허열의 치료법을 살펴보자. 마그마가 실제로 흘러내린 곳에는 실열로 판단하고 직접적으로 열을 식혀야 한다. 즉, 실열을 끌 수 있는 약재를 사용해서 염증을 없애야 한다.

그러나 마그마가 실제로 흐르지 않았음에도 불구하고 열기로 인해 발생한 염증은 실열이 아닌 허열이다. 이때에는 허열을 줄일 수 있는 약재를 사용해서 염증을 치료해야 한다. 허열을 줄여야 하는데, 실열을 줄일 수 있는 약물을 사용하면 오히려 인체에 미치는 폐해가 더 커질 뿐 아니라 허열을 제대로 잡을 수도 없다.

알레르기질환 특히, 알레르기성비염·비후성비염·만성부비동염은 일반적으로 알려진 대로 난치성질환이며, 잘 낫지 않는다고 알려져 있다. 하지만 10여 년의 연구 끝에 만들어진 삼초마그마 알비요법·비비요법·축비요법을 통해 여러분을 알레르기성비염·비후성비염·만성부비동염의 고통으로부터 벗어날 수 있도록 도울 수 있을 것이다.

05

알레르기성비염, 비후성비염, 만성부비동염 치료하는
'삼초마그마'의 열쇠

01

알레르기성비염, 비후성비염, 만성부비동염은 치료될 수 있다

알레르기성비염은 잘 치료되지 않는 것으로 여겨졌다.

비후성비염은 잘 치료되지 않는 것으로 여겨졌다.

만성부비동염인 축농증은 잘 치료되지 않는 것으로 여겨졌다.

이는 염증인 열을 잘못 이해한 데서 연유한다. 인식이 잘못되면 그에 따른 수단도 잘못된 방향으로 진행될 수밖에 없다.

우리는 알레르기성비염, 비후성비염, 만성부비동염의 염증을 새롭게 이해해야 한다. 알레르기성비염, 비후성비염, 만성부비동염의 염증은 열이다. 그것도 허열이다. 영기와 위기의 불균형에서 발생하는 허열이다. 일정 부분은 '네 탓', '남 탓'인 외사에 의해서 발생할 수도 있지만 대부분의 알레르기성비염, 비후성비염, 만성부비동염은 '내 탓'인 '내 몸의 반란'이다.

알레르기성비염, 비후성비염, 만성부비동염의 기존 치료법은 '반란'을 무력으로 진압하려고 했다. 그러나 무력 진압작전은 철저하게 실패했다. 그래서 이제는 알레르기성비염, 비후성비염, 만성부비동염은 치료되지 않고 평생 관리하면서 지내야만 하는 난치성·불치성질환으로 분류되어 가고 있다.

 이 반란을 잠재울 수 있는 것은 내 몸이 반란을 일으킨 원인을 정확하게 이해하고 이에 대응해야 한다. 내 몸이 반란을 일으킨 '영기와 위기의 불균형'을 이해하고, 이에 따라 발생하는 허열이라는 반란의 현상을 다스리면 '내 몸의 반란'은 스스로 잦아든다.

 이를 이해하기 위해서 앞에서 우리는 허열의 통로인 삼초에 대해서 알아보았다.

 이러한 이치를 이해하기 위해서 앞에서 우리는 지구 열에너지의 원

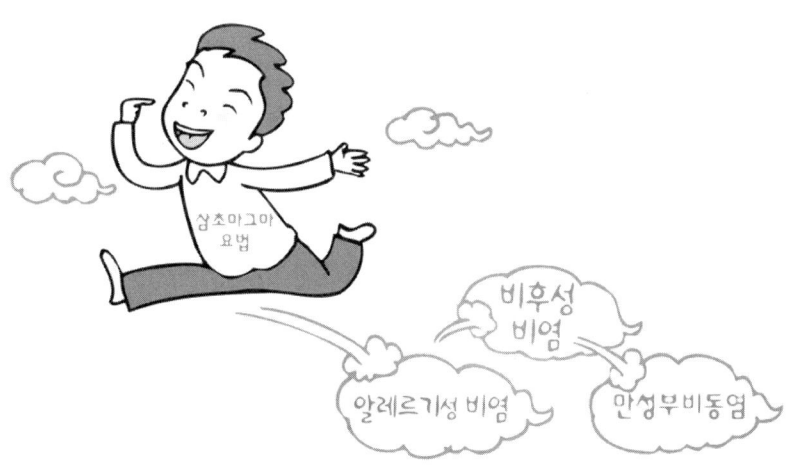

천인 마그마에 대해서 알아보았다.

    삼초는 살아있다!
    마그마는 살아있다!
    인간이 살기 위해서.
    지구가 살기 위해서.
    생명이 살기 위해서.
    그렇게 삼초와 마그마는 쉼 없이 움직인다.

결론적으로 알레르기성비염, 비후성비염, 만성부비동염은 '영기와 위기의 불균형'에서 연유하는 '허열'에 의한 '내 몸의 반란'이다.

삼초마그마의 원리를 이해하고, 이에 따른 정확한 삼초마그마요법으로 치료하면 알레르기성비염, 비후성비염, 만성부비동염은 충분히 치료될 수 있음을 우리는 알 수 있다.

수년 간의 연구 성과 '삼초마그마요법'

삼초마그마요법은 수년간의 연구로 이루어진 요법이다.

'삼초마그마 알비요법'은 알레르기성비염의 주증상인 콧물, 코막힘, 재채기의 증상을 완화하면서 근본적으로 발생의 원인인 허열을 치료하기 위한 요법이다.

'삼초마그마 비비요법'은 비후성비염의 누런 콧물, 코막힘 등의 증상을 완화하면서 근본적으로 발생의 원인인 허열을 치료하기 위한 요법이다.

'삼초마그마 축비요법'은 만성부비동염의 누런 콧물, 머리 멍함 등의 증상을 완화하면서 근본적으로 발생의 원인인 허열을 치료하기 위한 요법이다.

사람에 따라 요법에 대한 반응도에 차이가 있지만 요법을 차근차근 진행함에 따라서 증상의 완화 및 근본적인 치료가 진행된다.

요법의 경과에 따라서 단계별로 차근차근 진행하면 알레르기성비염, 비후성비염, 만성부비동염의 고통으로부터 해방될 수 있도록 많은 도움을 받을 수 있을 것이다.

02

알레르기성비염을 치료하는 '삼초마그마 알비요법'

'삼초마그마 알비요법'은 알레르기성비염을 치료할 수 있는 요법이다. 알레르기성비염은 치료되지 않는다고 알려져 있다. 그래서 그냥 항히스타민제제나 스테로이드, 아니면 혈관수축제의 사용으로 콧물, 코막힘, 재채기의 증상만 조금 완화시킨다. 다시금 증상이 나타나거나 심해지면 이 치료를 반복하는 정도에서 그친다. 그렇게 알레르기성비염은 한 번 발생하면 평생 고생하며 가지고 가야 할 질환으로 알려져 있다.

그러나 이렇게 알려진 사실과 달리 알레르기성비염은 치료될 수 있다. 그동안 알레르기성비염의 치료가 증상의 완화에만 그친 이유는 알레르기성비염을 코 점막에 나타나는 증상으로만 이해했기 때문이다.

비록 코 점막에 염증이 만성적으로 생겨서 발생하는 것은 맞지만, 알레르기성비염의 근본적인 원인이 영기와 위기의 불균형에 따른 허열임을 알지 못하였기 때문이다.

영기와 위기의 불균형에 따른 허열이 조절되고, 생활상에서 허열을 발생시킬 수 있는 여러 가지 좋지 않은 식생활이나 주변 환경 등을 조절하면 알레르기성비염은 충분히 치료될 수 있다.

'알비요법'은 수년간의 연구로 이루어진 한약요법이다. 알레르기성비염의 주증상인 콧물, 코막힘, 재채기의 증상을 완화하면서 근본적으로 발생의 원인인 허열을 치료하기 위한 요법이다. 사람에 따라 약물에 대한 반응도에 차이가 있지만 대략적으로 4주 과정의 요법으로 8회 정도 진행하면 알레르기성비염의 고통으로부터 벗어날 수 있을 것이다.

지긋지긋한 콧물, 코막힘, 재채기, 가려움증을 동반하는 알레르기성비염의 고통으로부터 벗어날 수 있도록 알비요법이 도울 것이다.

알비요법의 특징

- 알레르기성비염을 앓고 있는 분들의 맑은 콧물, 코막힘, 재채기, 가려움의 지겨움을 근본적으로 치료하기 위한 요법이다.
- 알레르기성비염의 발생 원인인 삼초 내 허열의 과도한 발생을 조절하기 위한 십여 년간의 연구를 통해서 처방한 고유의 요법이다.
- 알레르기성비염을 앓고 있는 분들의 체질에 상관없이 알레르기성비염에 효과를 발휘할 수 있도록 이루어낸 요법이다.

03

비후성비염을 치료하는 '삼초마그마 비비요법'

'삼초마그마 비비요법'은 비후성비염을 치료할 수 있는 요법이다. 비후성비염을 포함한 만성비염의 가장 특징적인 증상은 코막힘이다. 코막힘은 참으로 사람을 힘들게 한다.

"숨 한 번 크게 시원하게 쉬어 보았으면 정말 소원이 없겠다."고 하는 환자들을 접할 때면 정말이지 코를 뻥 뚫어 드려서 맑은 자연의 공기를 마음껏 호흡할 수 있도록 해 드리고 싶었다. 코로 숨을 쉬다가 코가 막히니 입으로 숨을 쉴 수밖에 없고, 그렇다 보니 여러 가지 문제를 일으키게 된다. 입으로 숨을 쉰다는 게 여간 어려운 게 아니다.

이러한 만성비염의 가장 큰 특징인 코막힘은 주로 코 점막의 열에 기인한다. 내 몸의 열이 어떠한 원인에 의해 코 점막에 집중됨으로써 코 점막이 충혈되어 숨길을 막는 것이다. 코 점막을 수축제나 소염제로 안정시켜 보려고 하지만, 근본적인 치료가 진행되지 않으면 일시적으로 완화되다가 다시금 악화되는 과정을 겪을 수밖에 없다.

이러한 비후성비염을 근본적으로 치료하기 위한 요법이 비비요법이다. 말 그대로 비후성비염을 치료하는 요법이라는 의미에서 '비비요법'이라고 명칭하였다.

비비요법의 특징

- 비후성비염을 앓고 있는 분들의 누런 콧물, 코막힘의 갑갑함을 근본적으로 치료하기 위한 요법이다.
- 비후성비염의 발생 원인인 삼초 내 허열과 실열의 교차를 조절하기 위한 십여 년간의 연구를 통해서 처방한 고유의 요법이다.
- 비후성비염을 앓고 있는 분들의 체질에 상관없이 비후성비염에 효과를 발휘할 수 있도록 이루어낸 요법이다.

04

축농증을
치료하는
'삼초마그마 축비요법'

'삼초마그마 축비요법' 은 축농증인 만성부비동염을 치료할 수 있는 요법이다. 부비동이란 코 주위의 얼굴 뼛속에 있는 빈 공간을 말하며, 이 공간들은 작은 구멍을 통해 콧속과 연결되어 있고, 이를 통해 부비동 내의 공기의 환기 및 분비물의 배설이 이루어진다.

축농증은 작은 구멍이 막혀서 부비동이 제대로 환기 및 배설되지 않아 이차적으로 부비동에 염증이 발생하고, 농성 분비물이 고이면서 염증이 심해지는 상태를 말한다.

만성부비동염인 축농증은 참으로 갑갑하다. 코막힘, 지속적인 누런 콧물, 얼굴 통증, 코 뒤로 넘어가는 콧물(후비루) 등의 증상이 나타난다. 더 진행되면 후각 감퇴, 두통 및 집중력 감퇴 등을 호소하고, 중이염이나 기관지염이 생기기도 한다. 따라서 공부를 하지만 머리는 늘 멍하고, 기억이 잘 되지 않는다. 기억한 듯하지만 돌아서면 잊어버리니 참으로 당혹스럽다.

  코 안 어딘가에서 냄새가 난다. 그러나 주변 사람들은 전혀 그 냄새를 느끼지 못한다. 더 심해지면 나중에는 냄새를 전혀 맡지 못할 수도 있다. 참으로 옆에서 지켜보기에도 답답할 따름이다. 더구나 환기가 잘 되지 않는 부비동의 구조적인 원인 때문에 축농증은 재발도 잦다.

  이러한 축농증을 근본적으로 치료하기 위한 요법이 축비요법이다. 말 그대로 축농증인 만성부비동염을 치료하는 요법이라는 의미에서 '축비요법' 이라고 명칭하였다.

축비요법의 특징

- 만성부비동염을 앓고 있는 분들의 짙은 콧물, 코막힘, 코 뒤로 넘어가는 콧물 등의 답답함을 근본적으로 치료하기 위한 요법이다.
- 만성부비동염의 발생 원인인 삼초 내 허열과 실열의 불균형에 따른 허열에서 실열로의 진행을 조절하기 위한 십여 년간의 연구를 통해서 처방한 고유의 요법이다.
- 만성부비동염을 앓고 있는 분들의 체질에 상관없이 만성부비동염에 효과를 발휘할 수 있도록 이루어낸 요법이다.

05

삼초마그마
알비요법·비비요법·축비요법
임상에서 나타난 효능·효과

알비요법·비비요법·축비요법의 효과

일레르기질환 득히, 알레르기성비염·비후성비염·만성부비동염은 일반적으로 난치성질환이며, 잘 낫지 않는다고 알려져 있다. 하지만 10여 년의 연구 끝에 만들어진 삼초마그마 알비요법·비비요법·축비요법은 여러분을 알레르기성비염·비후성비염·만성부비동염의 고통으로부터 벗어날 수 있도록 도울 수 있을 것이다.

알비요법·비비요법·축비요법 진행 시 주의해야 할 음식

요법 진행 때문에 섭취를 금지해야 할 음식은 따로 없으며, 단지 효과적인 치료를 위해서 술, 담배, 자극적인 음식(맵고 짠 음식)을 섭취하지 않는 게 좋다.

더불어 알레르기를 유발할 수 있는 닭고기, 개고기, 염소고기, 달걀,

치즈 등의 알레르겐은 되도록 섭취하지 않으면 더 빠른 치료효과를 볼 수 있다.

물론 당분간만 알레르겐으로 작용하는 음식물 섭취를 중지하면 된다. 일정 부분 치료가 진행 중인 경우라면 이러한 음식물을 오히려 일부러 섭취해서 알레르기의 반응을 보이지 않아야 근본적인 치료가 이루어졌다고 볼 수 있기 때문에, 어느 정도 증상이 안정된 이후에는 섭취해도 된다.

단, 알비요법·비비요법·축비요법 진행 중에 본인에게 알레르기를 일으키는 알레르겐을 임의적으로 섭취하게 되면 치료 경과나 치료 기간에 부정적인 영향을 끼치므로 주의하여야 한다.

알비요법 · 비비요법 · 축비요법 진행 횟수

알레르기성비염·비후성비염·만성부비동염은 정말 난치성질환이다. 그러나 삼초마그마 알비요법·비비요법·축비요법을 꾸준하게 진행한다면 치료가 가능하다.

대략적으로 4주 단위를 1회로, 8회 정도의 알비요법·비비요법·축비요법의 진행으로 괴로운 고통으로부터 해방될 수 있다. 물론 알비요법·비비요법·축비요법의 진행 중에도 서서히 근본적인 치료가 이루어지므로 밖으로 드러나는 증상도 점차 호전됨을 느끼게 된다.

단, 알레르기성비염·비후성비염·만성부비동염 환자의 상태에 따라 조금의 차이가 있기도 한다. 예를 들어, 어떤 경우에는 3회 정도의 요법 진행만으로 치료가 종결되기도 하고 또 어떤 경우는 8회 이상의 요법을 진행해야 치료가 종결되기도 한다. 따라서 알레르기성비염·

비후성비염·만성부비동염의 증상 정도 및 앓은 기간에 따라 조금의 차이가 있다.

알비요법·비비요법·축비요법 진행 후 치료 이후에는 주기적으로 관리하는 차원에서 환절기가 오기 전에 몇 차례 요법을 진행하면 더욱 좋다.

알비요법·비비요법·축비요법 진행 시의 주의사항

알레르기성비염을 치료하기 위해서 알비요법을 진행 중이거나, 비후성비염을 치료하기 위해서 비비요법을 진행 중이거나, 만성부비동염인 축농증을 치료하기 위해서 축비요법을 진행하고 있다면 중간에 감기에 걸리지 않도록 주의해야 한다.

알레르기성비염, 비후성비염, 만성부비동염을 앓지 않는 경우에도 감기에 걸리면 감기 특유의 증상을 보이게 되는데, 만약 치료 중에 감기에 걸린다면 감기 특유의 증상으로 인해 알레르기성비염·비후성비염·만성부비동염의 증상이 나빠진 게 아닌가 하는 의구심을 가지게 된다. 이로써 신뢰가 깨질 수 있다. 더구나 요법 진행 중에 감기에 걸려 감기가 오랫동안 지속되는 경우에는 알레르기성비염·비후성비염·만성부비동염의 치료 경과가 지연되거나 치료 기간이 길어질 수 있다.

따라서 감기에 걸리지 않도록 항상 목과 등뒤는 따뜻하게 유지할 수 있도록 해야 한다. 만약 감기에 걸렸다면 하루라도 빨리 감기가 나을 수 있도록 조치를 취하여야 한다.

알비요법·비비요법·축비요법 진행 시의 경과 과정

1. 항히스타민제제나 스테로이드제제에 노출된 경우
   - 지금의 증상은 항히스타민제제나 스테로이드제제에 의해서 일시적으로 증상이 눌려진 상태이므로, 지금의 증상을 100% 드러낸 상태로 볼 수 없다.
   - 만약 항히스타민제제나 스테로이드제제를 중지하게 되면 지금 드러나는 증상보다 더 심하게 악화된다.
   - 따라서 기존에 항히스타민제제나 스테로이드제제에 노출된 상태에서 항히스타민제제나 스테로이드제제를 중지하고 알비요법·비비요법·축비요법을 진행하는 경우에는 요법에 의한 명현현상 때문이 아니라, 항히스타민제제나 스테로이드제제에 의해 눌려져 있던 증상이 드러나는 것이다.
   - 알비요법·비비요법·축비요법은 일시적으로 증상이 악화되는 등의 명현현상은 없다.
   - 오히려 알비요법·비비요법·축비요법의 진행으로, 항히스타민제제나 스테로이드제제 중지로 인한 리바운딩 효과로 증상이 심하게 악화되는 부분을 점차적으로 치료하게 됨으로써, 심한 리바운딩 효과를 피할 수도 있다.
   - 단, 이전에 항히스타민제제나 스테로이드제제를 오랫동안 과하게 사용한 경우에는 리바운딩 효과가 감당할 수 없을 정도로 강하게 일어날 수도 있으므로, 이때는 항히스타민제제나 스테로이드제제의 사용을 점차적으로 줄이는 방향으로 진행하면 된다.

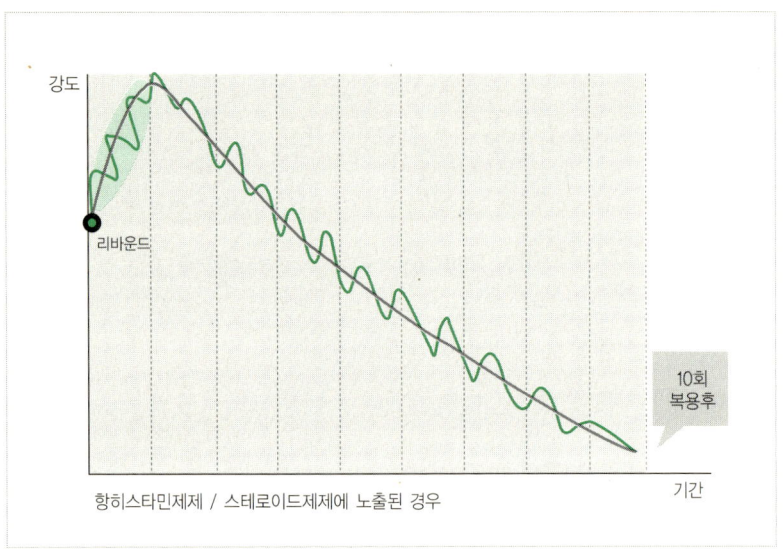

:: **알비요법·비비요법·축비요법의 치료 효과**

2. 항히스타민제제나 스테로이드제제에 노출되지 않은 경우
- 지금의 증상을 100% 드러낸 상태로 볼 수 있다.
- 따라서 이러한 경우에는 알비요법·비비요법·축비요법의 진행으로 점차적으로 증상의 호전이 나타나게 된다.
- 알비요법·비비요법·축비요법은 일시적으로 증상이 악화되는 등의 명현현상은 없다.
- 단, 인체의 증상은 직선적으로 움직이는 것이 아니라, 파동처럼 진행하게 된다. 즉, 이전에 비해서 많이 좋다는 느낌을 받기도 하며, 이전에 비해서 조금 나빠진 것 같다는 느낌을 받기도 한다. 그러나 조금 나빠진 것 같다는 느낌조차도 이전에 비해서 점차적으로 좋아지는 방향으로 진행하게 된다. 이전에 비해서 조금 나빠진

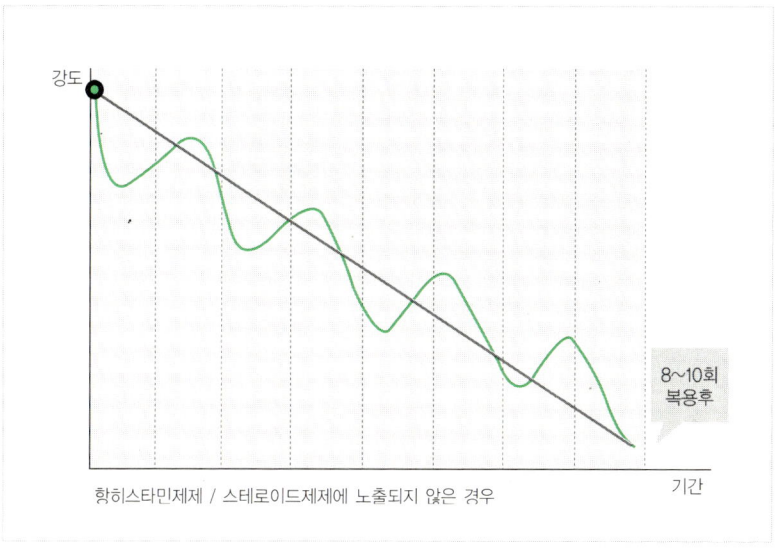

:: **알비요법·비비요법·축비요법의 치료 효과**

것 같다는 느낌을 받는 이유는 '망각의 동물'인 인간의 인식 한계성에서 연유된다. 우리는 오랜 시간이 지난 사실이 아니라 직전의 사실을 기억하기 때문에 직전에 좋았던 증상을 기준으로 생각하게 됨으로써 조금 나빠진 것 같다는 느낌을 가지게 되는 것이다.

그러므로 알비요법·비비요법·축비요법의 진행으로 파동을 그리지만 특별히 개입되는 변수가 없는 한 지속적으로 좋아지게 되는 것이다.

06

삼초마그마
알비요법·비비요법·축비요법의
임상 이야기

10여 년 넘게 어찌할 수 없다고 포기한 알레르기성비염이지만 몇 차례 진행하지 않았음에도 불구하고 너무도 빠르게 치료된 경우도 많았다. 오래되지 않은 축농증이었지만 다른 경우와 달리 몇 차례 더 진행을 하고서야 치료된 경우도 있었다. 그러니 이러한 특이한 경우를 가지고 임상 이야기를 하자면 너무도 편협하고 작위적인 내용이 될 것 같아 조금 더 보편적인 경우들을 얘기하려고 한다.

알비요법·비비요법·축비요법의 임상에서는 갖가지 사연을 만난다.
병원이라면 다 주사바늘의 아픔을 준다고 공포를 느껴 대기실부터 울며불며 들어오지 않겠다고 고집을 부리는 꼬마아이에서, 이제는 포기한 듯한 눈빛으로 마지막 속는 기분으로 한 번 해보지 하시는 어르신까지.

다닐 때는 조금 나은 듯한데 다시금 더 악화된다고 실망하시는 남성에서, 여기저기 다녔어도 거의 효과를 보지 못했노라고 하소연 하는 여성까지.

얼마 전 걸린 감기 이후에 감기가 낫지 않더니 코가 찡찡하여 내원한 경우에서, 태어나면서부터 아토피와 더불어 늘 코가 찡찡하게 수십 년 가까이 지내다가 내원한 경우까지.

줄줄 흘러내리는 콧물에 하루에도 휴지를 2통 가까이 끼고 살아야 한다는 경우에서, 코가 막혀서 숨을 제대로 쉴 수 없어 코를 풀어 보지만 그래도 나오지 않는 경우, 새벽녘이면 심하게 터져 나오는 재채기로 눈물, 콧물이 범벅이 되어버리는 경우, 코가 가렵고 눈이 가려워 후벼 파고 싶은 심정이 드는 경우까지.

콧물이 흐르고 코가 막혀 집중이 되지 않는다는 경우에서, 이제는 중요한 시험을 얼마 남겨 두지 않고 있는데 코 때문에 금방 잊어버려 당혹스럽다는 경우까지.

이전에 공무원 생활을 하다가 퇴임 후 소일거리로 택시 운전을 하고 있노라고 하시면서 매일 매캐한 매연 냄새와 전쟁을 벌여 그런지 비염이 발생했다고 하시는 경우에서, 여름이면 밖은 더운데 사무실 안은 너무 추워 차가운 냉풍기 밑에서 으슬으슬 몇 년을 떨고서는 비염이 생긴 것 같다고 하는 경우까지.

딸기 농사를 지어 딸기꽃이 피는 11월에서 4월까지는 너무 심해서 힘들다고 하는 경우에서, 일 년 사계절 하루도 빼 놓지 않고 콧물, 코막힘, 재채기로 고생하고 있다는 경우까지.

코 세척 등을 해도 그때만 잠깐 뚫리는 듯하다가 막히니 별로 신통

치 않아 아무런 관리도 하지 않는 경우에서, 코가 막혀 매일 식염수로 코세척을 하고 있는 경우까지.

　주변을 보니 비염은 이것저것 해 보아도 낫지 않는 것 같아서 특별히 해 본 거는 없다는 경우에서, 민간에서 비염에 좋다는 수세미액이든 참외꼭지든 무엇이든 해 보고 왔다는 경우까지.

　비염이다하여 처음부터 한약으로 치료하시겠다고 내원한 경우에서, 그 사이에 좋다는 곳은 다 다녀보았다고 이제는 갈 데도 없다고 하면서 내원한 경우까지.

　참으로 다양한 사연들을 만난다.

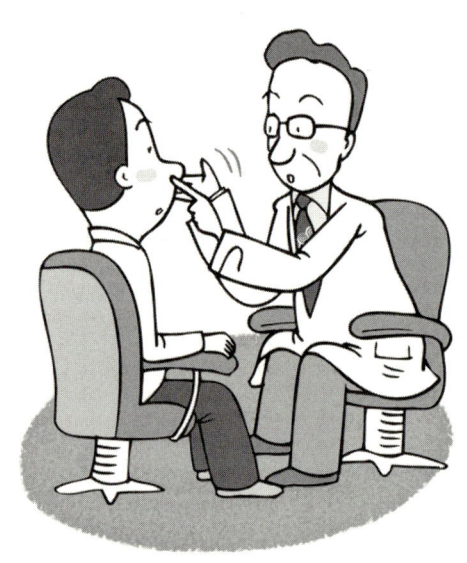

하지만 그 다양한 사연을 가지고 있는 분들의 공통된 관심사는 오직 하나다.
'도대체 알레르기성비염, 비후성비염, 축농증인 만성부비동염이 낫느냐?' 라는 것이다.

"고쳐 드려야지요!"
최근에 갑자기 생겼든, 숨 한 번 제대로 쉬어보지 못하고 오랜 시간을 앓아 오셨든 그 힘겨움을 알기에.
나이가 어리든, 연세가 드셨든 그 힘겨움을 알기에.
여린 여성이든, 힘센 남성이든 그 힘겨움을 알기에.

"고치셔야죠!"
한의학을 믿든 믿지 않으시든, 한약을 신뢰하든 신뢰하지 않으시든, 그 괴로운 고통으로부터 벗어나야 한다고 생각한다.

그렇게 서로가 서로를 믿어보는 시간이 지나고, 서로를 신뢰하면서 차츰차츰 증상이 사라지고 이제는 요법을 진행하지 않아도 전혀 증상이 나타나지 않을 때 그 고통은 사라진다.

"낫게 해주셔서 고맙습니다." 라고 연신 고개를 꾸벅하신다.
그러면 "나아주셔서 감사합니다." 도리어 필자가 고개를 꾸벅인다.
그리고 가슴 한 켠에 아리한 방울이 맺히는 것은 왜일까?

한의학의 인식 패러다임은 너무도 인간적이다. 아니 인간 중심적이다. 인간의 몸과 마음을 믿는다. 인간의 몸과 마음의 자생력을 믿는다. 여기서 한의학의 인식 패러다임은 출발한다.

06

한의학으로 보는
인간의 정체성

01

생명이란 무엇인가?

우리가 원하든, 원치 않든 인간은 시간과 공간의 흐름 속에 놓여진 생명체다. 여기서 생명의 본질과 현상을 한의학적인 측면에서 한 번 살펴보자. 생명의 본질과 현상이 인식의 대상이 될 것이며, 한의학이 인식의 수단이 될 것이다. 생명의 본질을 한의학이 어떻게 이해하고, 생명의 현상을 한의학이 어떻게 설명하려고 했는지에 대해서 말하려고 한다.

먼저 '생명이란 무엇인가?'에 대해서 생각해 보자. 생명, 살아 있음, 삶…. 과연 생명, 살아 있음이란 무엇일까?

이에 대해서 많은 정의들이 내려질 것이다. 숨쉬는 호흡대사와 먹고 사는 소화대사, 무언가를 만들고 배출하는 물질대사 등이 종합적으로 이루어지는 현상을 생명이라고 규정한다면 참으로 어려운 얘기일까? 이런 어려운 얘기는 차차 하기로 하고 여기서는 생명의 흐름이라는 관점에서 이해해보자.

흐름은 생명을 잉태하지만, 멈춤은 생명을 위협한다. 물은 무생물이지만, 물이 흘러 생명을 잉태하고, 물이 멈춰 생명을 위협하는 것을 보면 알 수 있다.

시간과 공간으로 구성된 세상은 흘러가야 생존할 수 있다. 흐름은 차이에서 생긴다. 차이가 없다면 흐름은 생기지 않는다. 그래서 세상이 생존하기 위해서는 시간과 공간의 상대적 차이, 즉 편차가 있어야 한다. 시간과 공간의 편차 속에 흐름이 형성되고, 그 흐름이 있기에 세상은 살아 있다.

상대적 차이, 편차는 다름이다. 즉, 시간과 공간의 편차가 있기에 다름이 있으며, 다름이 있기에 흐름이 형성되고, 흐름이 형성되기에 세상은 생존할 수 있다. 다름이 없으면 흐름이 생기지 않고, 흐름이 없으면 세상은 존재할 수 없다. 다름이 없으면 세상은 살 수 없다.

그러나 우리는 상대적 차이 즉, 편차의 다름에 익숙하지 않다. 남과 다르면 불안해하고 다르면 닮으려고 한다. 하지만 달라야 생존할 수 있음을 깨닫는 순간 우리는 다시금 세상을 보게 될 것이다. 시간과 공간의 편차에서 세상이 흘러가고 생명을 잉태하듯, 너와 내가 다르기에 세상이 흘러가고 우리는 새로운 생명을 잉태하는지도 모른다.

다름을 인정하고, 다름이 생명의 시작임을 아는 순간 우리는 생명의 본질에 대해서 조금 더 접근하고 있는지도 모른다. 이것이 한의학의 출발이다. 결코 한의학은 모든 현상을 동일하게 보지 않는다. 시간과 공간의 복합적인 현상을 다르게 이해하고, 그 다름 속에서 법칙을 찾으려고 한다.

그러다 보니 한의학이 형이상학적인 언어로 어렵게 느껴지기도 한다. 하지만 한의학이라고 하는 의학은 인간을 제대로 보고, 제대로 치료하고자 하는 노력의 산물이다.

그러니 인간의 몸과 마음을 올바르게 이해하고, 한의학이 보고자 하는 바를 새롭게 재해석한다면 우리는 이전에 알지 못했던 많은 사실들을, 한의학이라는 창을 통해서 알게 될 것이다.

02
몸과 마음의 차이

한의학이란 한마디로 '몸과 마음의 차이에 의한 흐름을 제대로 이해하고 활용하는 학문'이라고 할 수 있다. 그렇다면 몸과 마음의 차이란 무엇을 의미하는 것일까?

인간은 몸과 마음으로 구성되어 있다. 너무도 상투적인 얘기여서 크게 의미를 두지 않고 있을 법한 단어들인 '몸과 마음'. 사실 의학의 핵심은 이 두 단어에 있다. 몸과 마음을 선순환의 시스템으로 둘 것이냐, 아니면 몸과 마음을 악순환의 고리 속으로 들여보낼 것이냐에 따라 우리는 건강할 수도 있으며 아플 수도 있다. 그래서 의학의 핵심은 '몸과 마음'이다.

"몸이 먼저냐, 마음이 먼저냐?"를 따져 본다면 "닭이 먼저냐, 달걀이 먼저냐?"라는 논쟁과 비슷하다. 필자는 개인적으로 몸과 마음 중에서 '마음이 먼저'라고 본다. 왜? 마음먹기는 쉬우니까. 몸을 바꾸기 위해서는 시간과 노력이 많이 걸리지만 마음은 한순간에 바꿀 수가 있으니까.

마음이 긍정적이면 몸이 건강하고, 몸이 건강하면 마음이 긍정적으로 되는 선순환의 시스템에 놓일 것이냐, 마음이 부정적이면 몸이 아프고, 몸이 아프면 마음이 부정적으로 되는 악순환의 시스템에 놓일 것이냐는 모두 우리 스스로의 결정에 달려 있다.

지난 주말 야트막한 등성이를 넘다가 문득 예전에 읽었던 일화 하나가 생각났다.

"고개를 넘다가 넘어지면 3년밖에 못 산다고 알려진 고개를 어떤 이는 지나다가 넘어져서 정말 3년밖에 살지 못했지만, 어떤 이는 '그렇다면 내가 몇 번 더 넘어져서 그 수명을 연장하면 되겠다.'라는 긍정적이고 적극적인 생각으로 오히려 장수했다."는 옛이야기다.

마음 한 번 돌리면 극락이 거기 있다고 한다. 한의학은 몸만을 다스리지 않는다. 몸을 다스리고, 마음을 추슬러 긍정적인 시스템 위에 여러분들의 몸과 마음을 올려놓는 학문이다.

시간과 공간의 흐름 속에서 차이를 만들어 내는 여러분들의 몸과 마음을 한의학에 편안하게 기대어 긍정의 흐름 속에서 여유로움을 느껴보기 바란다. 한의학은 몸과 마음의 선순환 속으로의 여행을 돕는 매개체가 될 것이다.

03

한의학에서 보는 스트레스

'생명은 몸과 마음의 차이에 의한 흐름'이다. 그리고 '건강이란 몸과 마음의 선순환적인 시스템'이다. 그럼 구체적으로 마음이 어떻게 몸에 영향을 미치는지 알아보자.

현대사회의 복잡한 관계들로 인해 우리들은 끊임없이 감정의 변화에 노출되어 있다. 감정의 부정적인 변화를 현대적으로 스트레스라고 한다. 스트레스의 사전적 의미는 "생체에 가해지는 여러 상해(傷害) 및 자극에 대하여 체내에서 일어나는 비특이적인 생물반응이다."라고 되어 있다.

일부 타학문에서는 스트레스 반응에 대해 자극 호르몬인 아드레날린이나 다른 호르몬이 혈중 내로 분비되어 ①맥박과 혈압의 증가 ②호흡수 증가 ③근육의 긴장 ④정신이 더 명료해지고 감각기관이 더 예민 ⑤뇌·심장·근육으로 가는 혈류의 증가 ⑥피부·소화기관·신장·간으로 가는 혈류의 감소 ⑦당·지방·콜레스테롤의 양 증가 ⑧혈소판이나 혈액응고인자 증가 등의 견해로 접근하고 있다.

하지만 이러한 관점은 스트레스라고 하는 감정의 변화가 몸의 여러 가지 구성 요소 중 하나인 교감신경의 항진만을 가져온다는 편협한 시각만 유지하고 있다. 이는 인간의 마음이 몸에 미치는 영향을 잘못 이해하고 있는 것이다. 물론 과거에는 질병을 '주로 미생물에 의한 감염 상태'로만 판단한 타학문이 새로운 견해를 피력한 것은 그나마 다행이라고 해야 할 것이다.

이에 반하여 한의학에서는 '스트레스가 인체에 미치는 영향'에 대하여 다각적으로 연구되어 있고, 이미 치료에 실제 활용하고 있다. 한의학에서는 마음의 변화가 일으키는 몸의 변화를 정신적 스트레스는 7가시, 육체석 스트레스는 다시 3종류로 파악한다. 정신적 스트레스는 일정한 패턴이 아닌 감정의 종류에 따라 다른 작용을 나타낸다 하여 노즉기상怒則氣上, 희즉기완喜則氣緩, 비즉기소悲則氣消, 공즉기하恐則氣下, 사즉기결思則氣結, 경즉기란驚則氣亂, 우즉기침憂則氣沈의 7가지로 서술한다.

육체적 스트레스 또한 상황에 따라 다른 작용을 하여 한즉기수寒則氣收, 열즉기설熱則氣泄, 노즉기모勞則氣耗의 3가지로 변증한다. 즉 한의학에서는 자율신경 중 교감신경의 긴장을 초래하는 스트레스와 부교감신경의 긴장을 초래하는 스트레스를 엄밀하게 구분한다. 이뿐만 아니라 스트레스의 종류에 따라 오장육부의 기능에 어떻게 작용하고, 이러한 스트레스가 지속되었을 때 어떠한 문제를 일으키며, 그러한 경우에는 어떻게 치료하는지에 대하여서도 명확하게 기술하고 있다.

예를 들어, 인원 감축으로 회사에서 쫓겨나 분노를 참지 못하는 샐러리맨에게는 약물치료뿐만 아니라 정신적 상담을 통하여 슬픔의 눈물을 흘리게 하면 속이 시원하게 뻥 뚫리게 된다.

요즘 세계 금융시장이 좋지 않다. 그러다 보니 여기저기서 탄식 섞인 목소리가 나오고 울화로 인한 화병이 늘어나고 있다. 화병을 동양인, 특히 한국인에게만 발생하는 질환으로 잘못 이해하고 있는데, 이는 마음이 일으키는 몸의 반응을 제대로 이해하지 못하기 때문이다.

화병은 전 세계의 모든 사람들에게 발생하고 있는 질환이다. 단지, 명칭을 다르게 부를 뿐이다. 욕심도 내 몸을 다치게 하고, 분노도 내 몸을 다치게 한다. 너무 기뻐함도 내 몸을 다칠 수 있음을 한의학은 알려준다.

04
'네 탓'이라는 마음으로는 건강한 몸을 가질 수 없다

　세상살이에서 우리는 많은 사람들을 만나게 된다. 어떤 이는 성공하든 실패하든 다 스스로의 결정에 의해서 이루어진 일이니, 스스로 책임을 져야 한다고 생각하고, 어떤 이는 성공하면 스스로의 결정에 의한 일이라면서 으스대고, 실패하면 다른 이의 결정에 의한 일이라면서 탓을 하기도 한다. 또 어떤 이는 성공하든 실패하든 다른 사람의 결정에 의한 일이라며 체념적인 삶을 살기도 한다.

　과연 어떠한 삶이 옳을까? 성공하든 실패하든 모든 일에 대해서 스스로의 책임이라고 믿는 사람이 옳을까? 성공하든 실패하든 모든 일에 대해서 남의 탓으로 돌리는 사람이 옳을까?

　필자의 답은 이렇다. 성공하든 실패하든 모든 일에 대해서 스스로의 책임만이라고 믿는 것도 좋지 않으며, 남의 탓으로만 돌리는 것도 좋지 않다고 본다.

성공이든 실패든 그 자체가 중요할 수도 있지만, 성공이든 실패든 그 결과가 나오기 전까지는 숱한 과정이 있었음을 우리는 잠시 망각하고 있는지도 모른다. 성공이라는 결실을 얻기 전까지 우리는 무척이나 많은 과정을 거쳤다. 그 과정 과정에서 스스로가 잘한 점도 있을 것이며, 다른 사람들이 잘한 점도 있을 것이다. 또 성공의 과정 중 스스로 잘못한 점도 있을 것이며, 다른 사람이 잘못한 점도 있을 것이다. 실패 또한 마찬가지일 것이다. 스스로 잘한 점과 잘못한 점, 다른 사람들이 잘한 점과 잘못한 점이 분명히 있다.

이렇게 성공이든 실패든 '나'라는 스스로의 물음과 '너'라는 다른 사람의 물음을 동시에 던져서 옳고 그름을 판단하고 과정상에 어떠한 문제점이 있었느냐를 살펴보아야 우리는 성공을 연장할 수 있고, 실패를 다시 하지 않을 수 있을 것이다.

건강이나 질병 또한 마찬가지 이치다. 건강하면 나의 덕이요, 병에 걸리면 남의 탓으로 돌리는 마음으로는 건강한 삶을 살 수 없다. 하지만 우리는 이러한 것들을 자연스럽게 받아들이는 교육을 받아왔는지 모른다. "병은 나쁜 균이나 바이러스가 일으키는 것이다."라고.

그러나 한의학은 단호하게 꾸짖는다. "결코 질병은 나쁜 균이나 바이러스 때문에 일어나는 것이 아니다. 스스로를 돌아보라."고 한결같이 우리 곁에서 잔잔하게 부르짖고 있었다.

05
질병은 누구의 탓인가?

'건강은 누구의 덕이며, 질병은 누구의 탓인가?'를 생각해보면서 스스로를 자책하는 것은 결코 좋지 않다. 남의 탓으로만 돌리는 것도 결코 좋지 않다. 그렇다면 질병이란 누구의 탓일까?

과연 질병이란 어느 학문에서 얘기하는 것처럼 '나쁜 바이러스와 균이 내 몸에 들어와서' 발생한 것일까?

한의학은 그렇게 얘기하지 않는다. 한의학에서는 "질병은 스스로의 탓도 있으며, 남의 탓도 있으며, 너와 나와는 무관한 탓도 있음"을 얘기한다. 이를 조금 더 상세하게 알아보자.

스스로의 탓을 '내인'이라고 하며, 남의 탓을 '외인', 너와 나와는 무관한 탓을 '불내외인'이라고 한다. 스스로의 탓인 '내인'에는 음식, 기거, 칠정을 얘기한다. 즉, 스스로 먹고 자고 입고 생각하는 것이 질병을 일으킬 수 있다고 얘기한다. 잘못 먹어도 질병을 앓을 수 있으며, 잘못 입어도 질병을 앓을 수 있으며, 잘못 자도 질병을 앓을 수 있음을 얘기한다. 특히 내인에서는 잘못된 마음이 병을 일으킬 수 있음을 아주 아주 강조한다.

남의 탓인 '외인'에는 풍·한·서·습·조·화의 육기를 얘기한다. 즉, 나쁜 세균이 질병을 일으킴을, 나쁜 진균이 질병을 일으킴을, 나쁜 바이러스가 질병을 일으킴을, 나쁜 리케치아가 질병을 일으킬 수 있음을 얘기한다.

너와 나와는 무관한 탓인 '불내외인'에는 외부적인 충격에 의한 손상을 얘기한다. 즉, 자그마한 사고나 큰 사고 등으로 인해서 발생한 외부적인 자극이 질병을 일으킬 수 있음을 얘기한다.

이렇게 한의학은 내 탓만 하지도 않으며, 남의 탓만 하지도 않는다. 내 탓은 내 탓으로 정확하게 이해해야 질병을 치료할 수 있다. 남의 탓은 남의 탓으로 정확하게 이해해야 질병을 치료할 수 있다. 결과에 대한 원인 분석이 잘못되면 정확한 치료가 이루어질 수 없다. 남의 탓만 하는 원인분석으로는 건강한 몸을 이룰 수 없다.

하지만 여태까지 우리는 남의 탓만으로 스스로의 질병을 이해하려고 했고, 남의 탓만 제거하면 건강해지리라는 허황된 기대로 세상을 살았는지도 모른다.

06

생리란 무엇인가?

　건강한 상태를 생리라 하고, 질병의 상태를 병리라 한다. 그리고 질병의 병리상태를 건상한 생리상태로 돌려놓기 위해서는 생리의 기전이 어떠해야 하는지를 정확하게 알아야 한다. 그러자면 생리에 대한 정확한 의미를 알아야 한다.

　생리란 무엇인가? 생리는 문자 그대로 살아 있는, 살아가는 이치라고 말할 수 있다. 생명이 건강함을 유지하면서 지낼 수 있는 이치, 그것이 생리인 것이다. 생리적 기준에 대해 어느 학문은 객관적인 평균치를 비교 기준으로 삼는다.

　맞는 말이다. 보편적인 인간의 몸과 마음에 기준점을 두고 비교하는 것은 너무도 당연하다. 하지만 하나를 간과하고 있다. 외부적인 객관적 수치를 하나의 기준으로 잡는 것과 동시에, 내부적인 주관적 수치도 하나의 기준으로 설정되어야 한다.

동일한 시간과 공간에서 어떤 사람은 덥다고 하고 어떤 사람은 춥다고 한다. 외부적인 객관적 온도 수치는 동일하다. 그럼에도 불구하고 한 사람은 덥다고 하며, 한 사람은 춥다고 하는 것은 외부적인 객관적 수치가 동일함에도 내부적인 주관적 수치 기준이 다름에서 연유하는 것이다.

시원한 것을 원하는 몸과 마음 입장에서는 동일한 온도를 따뜻하게 느꼈을 것이며, 따뜻한 것을 원하는 몸과 마음의 입장에서는 동일한 온도를 차갑게 느꼈을 것이다. 이처럼 우리는 외부의 동일한 조건에 동일하게 반응하지 않는다.

인간의 몸과 마음은 동일한 조건에 대해서 동일하게 반응할 수도 있으며, 다르게 반응할 수도 있다. 동일한 조건에 동일하게 반응하는 것은 종의 보편성이며, 동일한 조건에 다르게 반응하는 것은 개체의 특이성 때문이다. 우리가 인간이라는 하나의 개체를 정확하게 이해하기 위해서는 '종의 보편성'과 더불어 '개체의 특이성'에 대해서도 알아야 한다.

인간이라는 '종의 보편성'과 개개인 '개체의 특이성'에 대한 깊은 이해와 관심이 한의학이다.

07
생리와 병리의 기준
아날로그냐?
디지털이냐?

건강하지 못한 상태를 나타내는 '병리'는 문자 그대로 병적인 상태의 이치다. 그렇다면 무엇이 병적인 상태일까?

정상적인 생리 상태가 아니면 모두 병적인 상태라고 할 수 있다. 혼란스러운 삶의 궤적 속에서 갈피를 잡지 못하고 흔들리는 것은 일관되지 않은 기준으로 원인을 분석하고, 치료법을 알아내려고 하기 때문이다.

그렇다면 세상살이보다 훨씬 더 복잡한 인간의 몸과 마음을 건강하게 유지하기 위해서는 일관된 일정한 기준이 있어야 한다.

병리라는 현상은 생리라는 본량과 본질보다 드러나는 모습이 훨씬 복잡하고 다양하다. 이 세상에 존재하는 사람의 수보다도 더 다양한 것이 병리상태다. 또한 여기서 주의하여야 할 점은 생리와 병리의 기준은 디지털이 아니라, 아날로그라는 것이다. 칼로 무를 자르듯 단절되어 있는 것이 아니라는 말이다. 생명의 생리와 병리 현상은 단절된 것이 아니라 연속적인 상황이다. 여기에 인간이라는 종의 보편성과 개체의 특이성이 더해져 생리와 병리를 바라보는 기준은 더욱 복잡해지게 된다.

따라서 종의 보편성에 따른 생리와 병리의 기준은 다르며, 또한 사람마다 개체의 특이성에 따른 생리와 병리의 기준도 달라지게 된다.

이처럼 생리와 병리의 관계는 디지털적인 관계가 아니라 아날로그적인 관계다. 그러므로 이분법적이고 디지털적인 세계관만으로 인간의 생리와 병리를 이해하려고 한다면 더욱 혼란에 빠질 수밖에 없다.

한의학은 생리와 병리의 기준을 다양하게 가지고 있다. 다양한 사람들만큼이나 동일한 잣대로 모든 사람을 판단할 수는 없다. 그렇기에 간혹 한의학이 비논리적인 학문으로 치부당하기도 하지만, 이것은 오히려 세상의 본량과 본질, 현상을 제대로 이해한 학문이기에 가능한 일이다. 그래서 한의학의 패러다임으로 인간의 몸과 마음을 보아야 제대로 된 복잡계의 인간을 이해할 수 있다.

이분법적인 디지털 세계관과 다분법적인 아날로그 세계관을 모두 포함한 한의학으로 인체를 본다면 우리는 조금 더 건강한 삶을 살 수 있을 것이다.

08

항상성과
디지털, 아날로그

    마음의 흐름에 이상이 생기면 몸의 흐름에 이상이 생기고, 몸의 흐름에 이상이 생기면 마음의 흐름에 이상이 생긴다. 그러면 흐름의 이상이란 무엇을 의미하는 것일까?

    생명은 정체되어 있는 것이 아니라 끊임없이 흐르는 존재라고 했다. 그러면 흐르는 것은 모두 생명일까?

    아니다. 흐르되 일정한 범위 내에서 흐름이 반복이 되어야 생명이다. 일방적으로 아래로 흐르거나, 일방적으로 위로 흐르는 것은 생명이 아니다.

    이렇게 일정한 범위 내에서 흐름이 반복되는 것을 '생명의 항상성'이라고 한다. 생명이란 항상성을 유지할 수 있을 때 생존할 수 있다. 생명이 항상성이라는 일정 범위를 벗어난 상태를 질병이라 하며, 그 이상으로 벗어나는 경우에는 생명을 잃게 되는 것이다. 이렇듯 '항상성은 일정한 범위 내에서의 끊임없는 흐름'을 의미한다.

항상성의 범위는 디지털처럼 보인다. 그러나 생명의 항상성 변화는 아날로그적으로 이루어진다. 아날로그처럼 아주 미미한 변화들을 느끼면서 조절하는 것이 생명이다. 그렇게 섬세한 것이 인체다.

그러나 우리는 디지털적인 세계관에 익숙해 있다. 흑백의 논리 속에서 옳고 그름이 무를 자르듯 명쾌하게 구분된다는 착각 속에서 인체를 이해하기 시작하면서 우리는 인체를 너무도 무디게 대했는지도 모른다.

이분법적인 디지털의 세계관으로 옳고 그름과 건강함과 질병의 상태를 나누면서 본량과 본질에 대한 인식의 폭은 좁아지기 시작했다.

일정한 기준 범위 내에 있을 때를 생리라고 하며, 그 범위를 벗어난 경우를 병리라고 한다. 이렇게 생리와 병리라는 용어를 사용해서 구분하면 생리와 병리의 경계선이 디지털적으로 명쾌하게 구분되는 것처럼 느껴지지만 생리와 병리의 경계선은 아날로그적으로 모호하다. 생리와 병리의 경계선은 모호한 아날로그이며, 생리와 병리의 변화 또한 아날로그처럼 연속적으로 이루어진다.

그래서 어느 한 시점의 인체현상을 생리로 보아야 할지, 병리로 보아야 할지의 여부는 명쾌하지 않을 수밖에 없다. 여기서 우리는 고민에 빠지게 되는 것이다. 이에 대한 답을 한의학이 가지고 있다..

09

건강과 질병의
절대성과
상대성

세상에 절대적인 게 있을까?

오직 하나만 존재한다면 절대적인 게 가능할 것 같다. 그러나 세상에는 오직 하나만 존재하는 게 없을 것 같다.

예전에는 100m 달리기에서 인간의 절대적 한계치는 10초라고 여겨지던 때가 있었다. 하지만 세월이 흐르면서 그 절대적 한계치라고 여겨지던 기록들은 하나씩 깨어지고 있다. 또한 절대적 기록에는 미치지 못하지만 육상 100m 경기에서 1등한 선수에게는 금메달을 주면서 아주 아주 잘했다고 한다.

그럼 우리의 몸과 마음으로 눈을 돌려 보자.

우리 인간의 몸과 마음에 절대적 건강이라는 게 있을까? 우리 인간의 몸과 마음은 시간과 공간의 흐름에 따라 끊임없이 변화하고 있다.

그 변화의 범위가 일정할 수 있는 것은 항상성 덕분이라고 했으며,

일정한 범위 내의 상태를 생리, 일정한 범위를 벗어난 상태를 병리라고 하였다. 이렇게 우리의 몸과 마음은 끊임없이 변화하면서 절대적 수치가 아닌 상대적 수치를 보인다. 그러나 우리는 절대적 건강, 절대적 질병이 있을 것이라는 착각 속에서 살아가는 것은 아닌가 한다.

생명의 변화는 디지털적인 단절이 아니라 아날로그적으로 연속되어 일어난다. 그리고 생명의 변화 기준은 절대적이 아니라 상대적이다. 어느 한 시점時點, 어느 한 공점空點의 상태를 좋다, 나쁘다고 할 수 있는 것은 상대적 기준이 있기 때문에 가능한 일이다.

한의학은 간·심·비·폐·신, 담·소장·위·대장·방광·삼초라는 오장육부의 상태에 대해 절대적 기준뿐만 아니라 상대적 균형에 대해서도 집중하는 의학이다. 한의학은 균형이다.

10
건강의 척도인
균형은
상대적이다

세상은 시간과 공간으로 구성되어 있다. 시간은 아날로그적인 세상이며, 공간은 디지털적인 세상이다. 아날로그와 디지털이 만나 세상이라는 아름다운 현상을 보여주고 있다.

그럼, 인체는 무엇으로 구성되어 있을까? 인체는 몸과 마음으로 구성되어 있다. 몸이라는 디지털과 마음이라는 아날로그로 구성되어 있는 것이 인간이다.

그럼, 인간의 몸이라는 디지털과 마음이라는 아날로그는 또한 무엇으로 구성되고, 무엇으로 움직이고, 무엇으로 조절되는지 궁금하지 않을 수 없다.

인간의 몸과 마음은 무엇으로 구성되어 있을까? 그것은 정精이다.

인간의 몸과 마음은 무엇으로 움직일 수 있을까? 그것은 기氣다.

인간의 몸과 마음의 움직임을 조절하는 것은 무엇일까? 그것은 신神

이다.

인간의 몸과 마음이 밖으로 드러나는 현상은 무엇일까? 그것은 혈血이다.

이렇게 인간의 몸과 마음은 정기신혈과 연결되어 있다. 그래서 정의 표리, 기의 허실, 신의 음양, 혈의 한열이라는 지표를 따라가면 몸과 마음의 인체 흐름을 읽을 수 있다.

그런데 이 정기신혈의 기준은 절대적인 것 내에서 상대적이다. 정기신혈의 절대적 기준이 흐트러지지 않는 이상 정기신혈은 상대적으로 끊임없이 움직이고 변화한다. 이렇게 정기신혈은 균형을 이루고 있다. 상대적으로 균형을 이룬 상태를 건강이라고 하며, 상대적으로 균형이 무너진 불균형 상태를 질병이라고 한다.

따라서 정기신혈의 상태가 균형상태인지, 불균형상태인지를 알면 우리 인간의 몸과 마음이 건강한 상태인지, 질병의 상태인지를 알 수 있다는 얘기다.

복잡디 복잡한 인간의 몸과 마음을 이해할 수 있는 '정기신혈'이라는 지표가 수천 년 전에 이미 한의학이라는 학문으로 정립되어 있었음이 참으로 놀랍지 않을 수 없다.

단지 우리가 그 기준의 지표를 고루한 옛 골동품이라고 생각하지 않는 한, 다시금 재해석되어 인간의 몸과 마음을 올바르게 이해하는 하나의 기준이 되리라고 본다.

한의학은 몸의 디지털과 마음의 아날로그가 만나 인체라는 아름다운 현상을 보여주는 이정표다.

11

한의학의 진단

망진望診, 문진聞診, 문진問診, 절진切診. 아마도 자주 들어 보았던 단어들일 것이다. 한자라고 해서 너무 어렵게 생각할 필요는 없다. 눈으로 보이는 정보는 망진으로 진단하고, 듣거나 냄새로 알 수 있는 정보는 들을 문聞의 문진으로, 열려진 입으로 묻고 답하는 과정에서 진단하는 것은 물을 문問의 문진, 만져서 알 수 있는 정보는 절진으로 진단한다는 의미니 한 마디로 우리의 감각에 따른 정보의 수집이라고 보면 된다.

망진, 문진, 문진, 절진이라는 4단계의 연계시스템을 통해서 한 사람에 대한 정보를 취합하는 과정이 한의학의 진단과정이다. 이러한 4가지 진단절차를 통해서 생명 현상의 이면에 있는 인체의 본량과 본질을 다시금 환원시켜 이해하게 되는 것이 한의학의 진단 패러다임이다. 즉, 몸과 마음의 복잡함을 망진, 문진, 문진, 절진이라는 프리즘을 통해 본량과 본질에 조금 더 접근해서 이의 변화를 파악하고자 하는 노력인 것이다.

그럼 구체적으로 절차를 살펴보자.

1단계로 눈에 보여지는 정보들을 취합하는 과정이 망진이다.

2단계로 냄새나 소리 등의 정보를 취합하여 1단계의 망진으로 진단된 정보를 다시금 점검한다.

3단계로 과거력, 현재의 질병스토리, 생활상태, 가족력, 현 병력과 관련되는 다른 정보 등을 취합함으로써 1단계 망진, 2단계 문진의 과정을 다시금 점검한다.

4단계로 1단계의 망진, 2단계의 문진, 3단계의 문진을 통해서 진단된 사항을 맥진이나 복진, 타진 등의 촉감에 의존한 절진의 방법으로 재차 확인하는 과정을 거치게 된다.

이렇게 1단계, 2단계, 3단계, 4단계의 진단과정을 세밀하게 거치고 난 이후에 개개인의 고유한 정기신혈의 상대적 균형, 불균형이 결정되는 것이다.

그러니 망진만으로, 문진만으로, 문진만으로, 맥진만으로는 정확한 정기신혈의 흐름을 알 수 없다. 그러니 "맥이나 한 번 짚어주세요."라며 한의사에게 무뚝뚝하게 손목을 내미는 일은 잘못 알고 있었기 때문에 가능한 일이니, 앞으로는 그러지 말자. 정확한 정기신혈의 흐름을 알기 위해서는 4단계의 진단을 거쳐야 함을 명심하자.

12
한의학 진단의
메커니즘

　우주는 공간과 시간으로 구성되어 있다. 시간의 흐름에 따라 공간적 변화가 발생하게 되면서 숱한 현상들이 벌어지게 되는 것이다. 공간의 변화만큼이나 드러나는 현상은 다양하다. 우리는 그러한 다양한 현상을 여러 기관을 통해서 인식하게 된다. 시각, 청각, 후각, 미각, 촉각의 오감으로 우리는 이러한 현상들을 인식하게 된다.
　소우주인 인간의 몸과 마음에서도 시간과 공간의 흐름에 따라 숱한 변화들이 일어나게 되며, 이러한 변화는 밖으로 드러나게 되는데 이것이 현상이다. 이러한 현상을 특별히 의학에서는 증상症狀이라고 한다. 이렇게 밖으로 드러나는 현상인 증상을 인식하는 기관은 우주의 현상을 인식하는 기관과 마찬가지로 오감인 시각, 청각, 후각, 미각, 촉각을 이용하게 되는 것이다.
　시각을 이용한 망진은 색色과 형形을 취한다. 청각과 후각, 미각을 이용한 들을 문_聞의 문진은 성_聲과 향_香, 미_味를 취한다. 묻고 답하는 과정에서의 청각을 이용한 물을 문_問의 문진은 상_象을 취한다. 촉각을 이용한 절진은 촉_觸을 취한다.

이러한 사진_{四診}을 통해서 우리는 인간의 몸과 마음이 밖으로 드러내는 증상을 읽어내고, 이를 해석하여 밖으로 드러나지 않는 내부의 변화를 이해하게 되는 것이다.

안의 내부와 밖의 외부는 어떠한 메커니즘으로 연결되어 있으며, 외부의 드러나는 증상을 통해 밖으로 드러나지 않는 내부의 변화를 읽을 수 있다고 보는 한의학의 인식 패러다임이 놀라울 뿐이다.

13
동양과 서양이
다름을 인정할 때
생존의 법칙이 있다

흐름은 생명을 잉태하지만, 멈춤은 생명을 위협한다. 시간과 공간으로 구성된 세상은 흐름이 형성되어야 생존할 수 있다. 흐름은 차이에서 생긴다. 차이가 없다면 흐름은 생기지 않는다. 그래서 세상이 유지되기 위해서는 시간과 공간의 상대적 차이, 편차가 있어야 한다.

즉, 시간과 공간의 편차는 다름에서 연유하며, 이 다름이 있기에 흐름이 형성되고, 흐름이 형성되기에 세상은 생존할 수 있다.

동양과 서양은 다르다. 해가 떠오르는 때가 다르며, 해가 지는 때가 다르다. 동양인이 사는 곳이 다르며, 서양인이 사는 곳이 다르다. 동양과 서양이 다르기에 지구라는 세상은 존재할 수 있다. 동양이 서양을 닮아가려고 하고, 서양이 동양을 닮아가려고 하지만 닮을 수는 없다. 아니 닮아서는 안 된다. 동양이 서양을 똑같이 닮는 순간, 서양이 동양을 똑같이 닮는 순간 세상은 편차라는 다름이 없어지게 되고, 흐름이 형성되지 않아 생명이 잉태되지 못하고, 생명을 위협받게 된다.

그럼에도 우리는 서양을 닮으려고 한다. 눈도 찢고, 코도 높이고, 얼굴도 더 하얗게 하려고 한다. 의학도 닮으려고 한다. 그렇게 서양을 닮으려고 노력해 왔고 일정 부분 닮아왔다.

우리는 스스로의 자존을 버리려고 한다. 그러나 그 자존을 버리는 순간 우리는 이미 종말이라는 종착점을 향해 출발하는 기차에 올라탔는지도 모른다. 우리는 지금, 우리의 자존을 찾아야 한다. 우리의 다름을 인식해야 한다. 민족의식이나 우월의식이라는 고루한 자존감을 위해서가 아니라, 생존을 위해서다. 그렇지 않으면 우리는 생존할 수 없다. 내가, 아니 우리가 생존할 수 있는 유일한 방법은 다른 이들과 끊임없이 편차를 만들어 다름을 유지하는 것이다. 나와 우리가 다른 이들과 다르지 않은 순간, 나와 우리는 이 세상에 없다. 동양과 서양이 다르듯, 한의학과 양의학이 다르기에 세상이 흘러가는지도 모른다.

'一始無始一 一終無終一'

오랫동안 살아남은 종은 강한 종이 아니라, 환경에 변화를 잘한 종임을 명심해야 할 때다. 동양의 시간과 공간에 대한 물음이 한의학이다.

14

증상에 매달리면 제대로 치료할 수 없다

증상은 현상이다. 증상은 본량과 본질이 아니다. 그러기에 동일한 본량과 본질에 의해서도 다른 현상을 보일 수 있으며, 다른 본량과 본질에 의해서도 동일한 현상을 보일 수도 있다. 그래서 드러나는 현상인 증상에 따른 치료가 아니라, 일으키는 본질과 본량인 원인에 따른 치료를 해야 한다. 이것을 한의학에서는 '동병이치, 이병동치' 라는 용어를 사용하게 되는 것이다. 동병이치 즉, 동일한 증상이지만 치료가 다르다는 의미며, 이병동치 즉, 다른 증상이지만 치료가 동일하다는 의미다.

한의학이 증상이라는 현상에 맞추어진 치료법이라면 불가능한 이론일 것이다. 한의학은 증상을 통해서 그 이면에 있는 본량과 본질의 원인을 치료하고자 하는 학문이기에 가능한 이론일 것이다. 단지 증상은 본량과 본질이 만들어내는 현상에 불과하기에, 본량과 본질에 더

치중해야 하는 것이다. 본량과 본질이 혼재되어서 만들어내는 다양하고 복잡한 현상에 매달리지 않고, 원래의 본량과 본질의 변화를 파악하고자 하였기에 가능한 것이다. 따라서 증상에 따른 대증치료가 아닌, 원인에 따른 본량치료 및 본질치료가 한의학의 특징이다.

요즘 들어 많은 사람들이 고통을 겪고 있는 비염을 예로 들어보자.

환절기만 되면 특히 비염으로 고생하는 사람들이 많아진다. 콧물, 코막힘, 재채기, 가려움의 알레르기성비염을 앓는 환자들에게 환절기는 괴로운 시기이다. 콧물이 줄줄 흐르고, 코막힘이 심하고, 꽃가루나 찬바람에 연신 재채기를 한다. 가려움에 코를 어떻게 해 버렸으면 좋겠다는 생각까지 든다.

코에서 쉴 새 없이 콧물이 흘러내리고, 콧물이 잠시 멈추는가 싶으면 코가 막힌다. 고개를 숙여 책을 볼 수도 없다. 한 번 시작된 재채기도 끊이질 않는다. 코와 눈을 연신 비벼 눈이 벌겋게 되었다. 참으로 알레르기비염 환자들은 괴롭다.

콧물, 코막힘, 재채기, 가려움. 알레르기성비염 환자들에겐 너무도 익숙한 4가지의 단어. 그러나 잘 치료되지 않는다. 한 번 발생하면 괴로움을 안고 평생 가지고 가야 하는 숙명처럼 되어버린 고통을 안겨 준다.

그러나 이는 드러나는 증상에 따른 잘못된 치료에 의해서 형성된 견해일 뿐이다. 드러나는 현상과 더불어 이면에 내포되어 있는 본량과 본질을 동시에 보아야 한다. 올바른 본질과 본량의 원인에 따른 치료를 하면 콧물, 코막힘, 재채기, 가려움의 알레르기성비염의 고통으로부터 벗어날 수 있다.

'알레르기성비염 · 비후성비염 · 축농증'은 무력으로 진압할 반란이 아니다. '알레르기성비염 · 비후성비염 · 축농증'은 이해로써 잠재워야 할 '내 몸의 반란' 이다.

epilogue

'내 몸의 반란'을 잠재우다!

알레르기성비염, 비후성비염, 만성부비동염.
나을 듯 낫지 않는 지독함.
밖으로 드러나지 않아 혼자 킁킁대는 속앓음.
좋다하면 무슨 방법이든 해 보지만 멀어지는 기대감.
아쉬워 내딛는 발자국조차 아련하게 잊혀져 가는 안타까움.

참으로 힘든 시간들을 보내왔다.
남들은 알지 못하는 괴로움 속에서, 혼자만의 힘겨움인냥 지내왔다.
희망을 품고 치료에 매달렸지만, 한낮의 꿈처럼 사라졌다.
다시금 추슬러 힘을 내어 보았지만 돌아오는 어찌할 수 없음에 좌절하였다.

알레르기성비염, 비후성비염, 만성부비동염.
이제부터는 '삼초마그마요법'으로 포근함에 감싸 안겨보자.
이제부터는 '삼초마그마요법'으로 달콤한 단꿈의 희망을 품어보자.
이제부터는 '삼초마그마요법'으로 할 수 있음의 의지를 불러일으켜 보자.

'알레르기성비염·비후성비염·만성부비동염'은 무력으로 진압할 반란이 아니다.
'알레르기성비염·비후성비염·만성부비동염'은 이해로써 잠재워야 할 '내 몸의 반란'이다.

산음동양 조정식

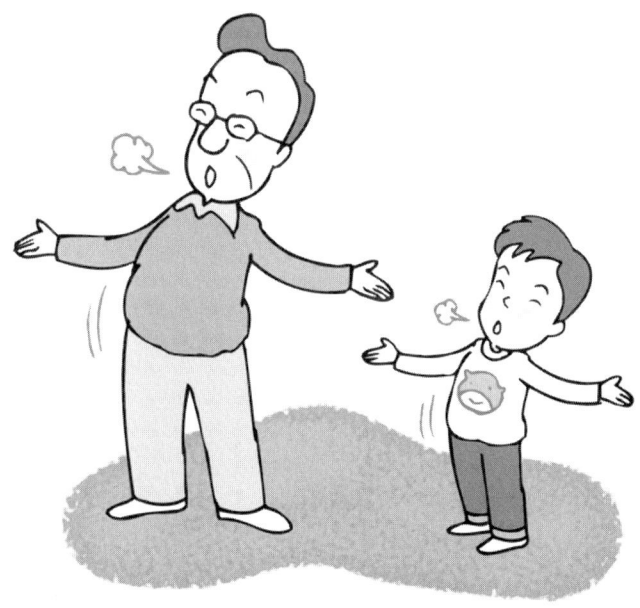

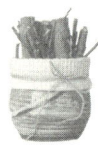

알레르기성비염, 비후성비염, 만성부비동염…
이제부터는 '삼초마그마요법'으로 포근함에 감싸 안겨보자.
이제부터는 '삼초마그마요법'으로 달콤한 단꿈의 희망을 품어보자.
이제부터는 '삼초마그마요법'으로 할 수 있음의 의지를 불러일으켜 보자.

参考文獻

〈장상학〉 박찬국 편역 성보사 1992
〈한방병리학〉 최승훈 편저 일중사 1997
〈장부학의 이론과 임상〉 김완희 김광중 지음 일중사 1996
〈꼭 고칠 수 있는 아토피피부염〉 삼성출판사 2000

비염혁명

저자 | 조정식 지음

1판 1쇄 인쇄 | 2010. 8. 20
1판 1쇄 발행 | 2010. 8. 25

발행처 | 건강다이제스트사
발행인 | 이정숙

출판등록 | 1996. 9. 9
등록번호 | 03-935호
주소 | 서울특별시 용산구 효창동 5-6호 대신 B/D 3층(우편번호 140-896)
TEL | (02)702-6333 FAX | (02)702-6334

- 이 책의 판권은 건강다이제스트사에 있습니다.
- 본사의 허락없이 임의로 이 책의 일부 또는 전체를 복사하거나
  전재하는 등의 저작권 침해행위를 금합니다.
- 잘못된 책은 바꾸어 드립니다.
- 저자와의 협의하에 인지는 생략합니다.

값 10,000원
ISBN 978-89-7587-065-1 03510